Régime Vegan

pour débutants

Guide de cuisine vegan pour tous les jours
et préparation des repas en moins de 2h
pour toute la semaine !

ANNA GAINES

Table des matières

Introduction

Le végétalisme peut être un grand pas à franchir dans votre régime alimentaire et peut être décourageant. Mon but dans ce livre est de rendre les choses aussi faciles que possible, avec des recettes faciles à suivre et des rappels constants pour ne pas trop en manquer, surtout si l'on considère à quel point on se sent bien.

Je pratique le végétalisme depuis quelques années maintenant et je me souviens à peine de ce qu'était ma vie avant. Je me sens merveilleusement bien et mon corps me remercie chaque jour. Votre corps vous remerciera aussi.

Ce livre est plus qu'un simple recueil de recettes végétaliennes et un guide. Il s'agit d'un véritable guide pour la préparation des repas et de la manière dont il peut vous aider à poursuivre votre voyage vers le végétalisme et à vous sentir bien dans votre peau. La préparation des repas est un outil puissant dans tout régime alimentaire, et je pense que toute personne qui souhaite manger sainement tout en vivant dans ce monde fou qui est le nôtre doit apprendre à la pratiquer.

Introduction

Première partie : Devenir vegan

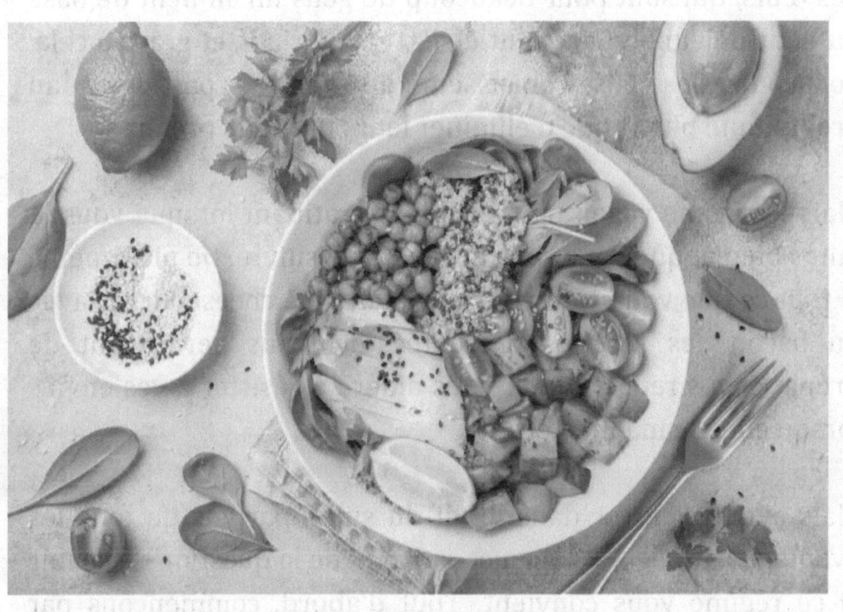

Une fois que vous avez décidé de devenir végétalien, cela peut être un peu intimidant. De plus, beaucoup de gens qui décident de devenir végétaliens ne semblent pas savoir ce que cela signifie réellement.

Un régime vegan signifie que vous ne consommez aucun produit animal, y compris de la viande, comme le bœuf, le poulet et le poisson, et des produits laitiers comme le lait, le beurre et la crème. Vous n'avez pas non plus le droit de manger des œufs, qui sont pour beaucoup de gens un aliment de base du petit-déjeuner. Cela peut être très restrictif, et grâce à cela, beaucoup de gens choisissent de ne pas participer au programme plutôt que d'éliminer leurs produits préférés.

Mais le régime vegan peut être très gratifiant lorsque vous le faites bien et que vous vous engagez à le suivre. De plus, même si tout ce que vous souhaitez est un double cheeseburger avec du bacon, les recettes présentées ici vous permettent de préparer vos repas, ce qui vous aidera à résister à ces envies lorsqu'elles se manifesteront.

Mais avant d'entrer dans le vif du sujet, parlons de tous les avantages du régime vegan et, surtout, de la question de savoir si ce régime vous convient. Tout d'abord, commençons par évoquer toutes les raisons pour lesquelles vous pourriez souhaiter devenir végétalien, y compris les avantages pour la santé, l'environnement, etc.

Il réduit le risque de diabète de type 2 et de maladies cardiaques. Ces deux maladies sont très faciles à prévenir, mais les gens continuent d'en être atteints. Grâce au végétalisme, il est possible d'inverser une grande partie des dommages causés par des aliments malsains à forte teneur en graisses et en glucides, en réduisant, voire en éliminant complètement le risque de contracter ces maladies. Il aide également à inverser des pathologies telles que les accidents vasculaires cérébraux, les maladies cardiovasculaires, l'hypercholestérolémie, l'hypertension artérielle et le cancer.

Vous perdez du poids. La première fois que j'ai rencontré un végétalien qui avait commencé récemment (dans la trentaine), je lui ai demandé comment cela se passait. Il m'a répondu qu'il avait perdu 15 kilos en moins de 5 mois, tout cela grâce à ce changement. C'est parce que le régime vegan est vraiment axé sur des aliments frais, sains et riches en nutriments. Il est facile de trop manger de produits animaux, et beaucoup plus difficile de le faire avec le régime vegan.

Vous faites preuve de compassion envers la planète et les autres créatures vivantes. Cela peut être un facteur pour vous, ou pas. Le végétalisme aide la planète de plusieurs façons différentes. Pour commencer, il réduit votre empreinte carbone et votre impact sur le changement climatique. On dit que jusqu'à 51 % de la pollution d'origine humaine provient de l'industrie de la viande et des produits laitiers (cela dépend de la source). Il faut une quantité folle de combustibles fossiles et de terres pour loger du bétail. Cela nous affectera non seulement à l'avenir, mais aussi la faune et la flore. Et les animaux sont également touchés. Les entreprises ont fait un excellent travail en montrant des animaux heureux vivant dans des fermes, mais la réalité est assez mauvaise, la responsabilité étant partagée entre l'industrie laitière et l'industrie de la viande.

Vous n'avez vraiment pas besoin de produits animaux. Malgré ce que les industries aimeraient vous dire, manger autant de produits laitiers et de viande que vous en avez besoin n'est en fait... pas... nécessaire. Il suffit de regarder nos dents pour se rendre compte qu'elles ne sont pas faites pour manger de la viande, et si vous pouvez nommer un autre animal qui consomme naturellement des produits laitiers après l'enfance, je serai très surpris. Vous n'en avez vraiment pas besoin, et vous pouvez obtenir toute votre nutrition à partir d'autres sources. Il suffit de savoir comment le faire correctement, et heureusement, c'est à cela que sert ce livre !

Que faire et que ne pas faire

Lorsque les gens suivent un régime vegan, ils partent automatiquement du principe que cela les rendra immédiatement plus sains et qu'ils n'auront pas à se soucier de savoir ce qu'ils mangent. Ce n'est pas vrai. Le régime vegan ne fonctionne que si vous vous assurez d'obtenir tous les nutriments dont vous avez besoin, ce qui signifie que vous devez faire une planification minutieuse. Si vous n'avez pas l'intention de vous nourrir d'une variété d'aliments sains, c'est-à-dire d'une variété de nutriments, le régime vegan n'est pas fait pour vous.

Certaines personnes suivent le régime vegan pour tous les bienfaits énumérés ci-dessus, et elles n'obtiennent rien. Pourquoi ? Parce qu'elles remplissent leur assiette de frites fraîches et de tartes, toutes végétaliennes, et ne prennent pas le temps de s'assurer qu'elles reçoivent en plus beaucoup de nutriments sains. Se faire plaisir avec modération, c'est bien, mais se laisser aller et se dire « OK, pas de fromage, de hamburgers ou de poulet frit » ne suffit pas. Il faut donc vraiment le faire correctement.

Bien sûr, nous devons reconnaître qu'il existe des risques potentiels liés au végétalisme, notamment en ce qui concerne les niveaux de nutriments. Certains nutriments peuvent être obtenus à partir de produits animaux, et vous devrez peut-être prendre des compléments naturels pour aider à maintenir ces niveaux jusqu'à ce que vous ayez trouvé un équilibre qui fonctionne. L'adaptation à un régime vegan peut prendre du temps, alors gardez ces nutriments à l'esprit :

Fer : une carence en fer peut être un problème pour les végétaliens, car ils éliminent de leur régime ce qui est considéré comme la source de fer la plus élevée, à savoir les produits à base de viande. Le fer est également plus facilement absorbé par votre corps lorsque vous mangez de la viande, contrairement aux légumes. En fait, le fer est plus faible dans les aliments d'origine végétale, et il n'est pas très bien absorbé. Donc, assurez-vous de rechercher des aliments riches en fer, et il n'y a aucune honte à prendre des compléments.

Calcium et vitamine D : ces deux nutriments sont souvent présents côte à côte dans les aliments, et il s'agit d'une offre à deux volets. Ils contribuent tous deux à la santé des os et travaillent ensemble pour les maintenir en bonne forme. Si vous lésinez sur l'un d'eux, l'autre sera affecté. Vous devez rechercher des aliments et des compléments contenant ces deux éléments.

Acides gras oméga-3 : vous avez besoin de ce nutriment pour la santé du cerveau, du cœur et même des yeux. Ils aident également à lutter contre l'inflammation et, malheureusement, les meilleures sources sont le poisson et les œufs. Heureusement, on en trouve aussi dans de nombreuses noix et graines, en particulier les graines de chia, dont vous verrez beaucoup dans ce livre. Là encore, les suppléments sont également une option.

Il est important, au moins pendant les premiers mois, de vérifier que vous recevez tous les nutriments dont vous avez besoin et que vous équilibrez vos repas. Veillez à toujours vérifier les étiquettes et à suivre vos apports en nutriments. Vérifiez la quantité dont vous avez besoin dans une journée et veillez à ce qu'elle soit variée. En diversifiant votre alimentation chaque jour, vous vous assurez d'obtenir une variété de nutriments. Et n'oubliez pas qu'il n'y a vraiment aucune honte à prendre des compléments naturels pour vous aider en cours de route.

En parlant de perte nutritionnelle, nous allons maintenant parler de certaines erreurs que vous pouvez éviter lorsque vous devenez végétalien.

Les erreurs à éviter

Si vous pouvez éviter ci-dessous, vous constaterez que votre vie sera beaucoup plus facile et que la transition se fera (beaucoup plus) en douceur.

Ne pas varier son alimentation. Nous en avons déjà parlé plus haut, mais je souhaite en parler un peu plus, en insistant vraiment sur le fait que c'est important. Quand on commence, il est très facile de se focaliser sur ce qui est facile ou sur les aliments que l'on sait déjà que l'on aime. Vous avez besoin d'une variété de nutriments, et vous n'obtiendrez pas cela en mangeant des pâtes avec de la sauce pour pâtes tous les soirs. C'est facile, mais vous n'obtenez pas tout ce dont vous avez besoin. C'est pourquoi nous préparons les repas.

Manger trop de malbouffe. Des choses comme les tartes, les biscuits et de nombreux fast-foods sont soit végétaliens, soit proposent des options végétaliennes. Cela ne vous donne pas la permission de manger à votre guise. Ces aliments ont toujours une teneur élevée en sucre, en glucides et en mauvaises graisses. Vous pouvez vous gâter de temps en temps, mais faites attention.

Mangez trop de produits laitiers et de substituts de viande. Le fromage et la viande végétaliens représentent un marché énorme, mais ils peuvent aussi être chers. C'est l'une des principales raisons pour lesquelles le véganisme est considéré comme un mode de vie si coûteux, alors qu'il ne l'est pas en réalité. Il n'est pas nécessaire de les acheter, soyons clairs. Oui, certains sont très sains pour vous, mais il y a de meilleures façons d'obtenir des protéines. Prenez-en un peu, faites-le avec modération, et obtenez les nutriments dont vous avez besoin à partir de produits laitiers et de viande provenant d'autres sources.

Flipper pour les protéines. C'est la question numéro un, la plus ennuyeuse que je reçois quand on me pose des questions sur le végétalisme. Comment obtenez-vous vos protéines ? Eh bien, tout d'abord, la personne moyenne n'en a pas besoin autant que nous le pensons, seulement environ 15 % de notre alimentation, et il y a beaucoup d'autres endroits pour en obtenir. Les haricots, les noix, le tofu, les céréales, il y a de nombreuses sources.

On n'en mange pas assez. Les légumes et les fruits, des aliments que vous mangerez probablement en grande quantité, sont pleins de fibres, et les fibres ne sont pas digérées par le système de digestion. Cela vous aide aussi à vous convaincre que vous êtes rassasié et que vous avez assez mangé. Votre corps digère les aliments à un rythme plus rapide. N'oubliez pas que les aliments que vous mangez maintenant ont probablement un taux de calories beaucoup plus faible que ceux que vous mangiez auparavant. N'oubliez pas cela et assurez-vous que vous consommez suffisamment de nourriture pour rester en bonne santé et plein d'énergie.

Se culpabiliser chaque fois que l'on fait une erreur. Tout le monde fait des dérapages. Si vous craquez et achetez un hamburger au poulet après trois semaines de végétalisme, ne pensez pas que vous êtes une personne horrible. Cela arrive. Ou même si vous faites une erreur, en achetant accidentellement quelque chose qui n'est pas végétalien. Peut-être que le hamburger est végétalien, mais pas le pain. Peut-être que les pâtes et la sauce pour pâtes sont végétaliennes, mais pas la boisson qui va avec. Soyez doux avec vous-même, et apprenez pour la prochaine fois. C'est ce que vous ferez pour la première fois, après tout, vous apprendrez. Vous ne pouvez pas être conscient de tout.

Ne pas faire le mode de vie végétalien pour vous, ou le faire pour de mauvaises raisons. Je dis toujours qu'avant de changer radicalement de mode de vie, il faut avoir plus d'une raison. Vous devez également prendre en compte le fait que vous pouvez vous sentir obligé de le faire. Est-ce le cas? Beaucoup de vos amis sont-ils végétaliens? Vous sentez-vous coupable de votre impact sur l'environnement à travers votre alimentation? Souhaitez-vous perdre du poids? Ayez quelques raisons réelles et solides. Elles figurent peut-être dans notre liste ci-dessus, mais peut-être pas. Mais quoi qu'il en soit, notez-les et sortez-les pour vous rappeler quand vous vous sentez faible. Faites cela pour vous, et pour personne d'autre.

Ne le faites pas de la manière qui vous convient. Je pense que l'une des plus grandes fausses idées sur un nouveau mode de vie est qu'il doit changer tout de suite, du jour au lendemain. Je pense que faire de petits pas est une façon beaucoup plus intelligente de le faire, et il n'y a aucune honte à cela. Si vous pensez qu'il est préférable de ne pas faire de vagues, alors vous devriez le faire. Mais si vous pensez qu'en remplaçant un produit à la fois, vous pouvez lentement éliminer les produits animaux de votre vie (par exemple, une semaine, vous pourriez acheter du tofu au lieu du poulet, puis la semaine suivante, du tofu et du lait à base de plantes au lieu du lait ordinaire), alors vous pouvez le faire. Vous devez aborder ce régime alimentaire de la manière dont vous pensez y parvenir.

Cela nous amène à notre sujet suivant : la préparation des repas et la manière dont elle peut vous aider dans votre voyage végétalien. Cela peut vous aider à accélérer le processus qui vous permettra de vous sentir complètement végétalien et confiant et à résister à ces moments de tentation.

Avantages de préparation des repas

La préparation des repas peut vous aider de différentes manières. Pas seulement dans le domaine du végétalisme, mais dans la vie en général. Elle peut vous aider à économiser de l'argent, à perdre du poids et à réduire la quantité de nourriture que vous jetez chaque année. Je ne suis pas la seule à m'ennuyer quand je dois jeter de la nourriture, n'est-ce pas ? Nous allons juste compter quelques-unes des façons dont la préparation des repas vous aidera dans ce nouveau voyage, ainsi que d'autres parties de votre vie. Je dis que même les personnes qui ne sont pas végétaliennes et qui souhaitent simplement se faciliter la vie et être en meilleure santé devraient préparer leurs repas.

Voyons quelques exemples.

Cela élimine beaucoup de risques auxquels vous céderez. Si vous avez mangé beaucoup de produits d'origine animale dans le passé, vous risquez de vous retrouver avec une grande envie de certains d'entre eux, du moins les premières semaines ou même les premiers mois. Il est presque trop facile de rentrer par hasard chez soi et de commander une grande pizza avec du fromage supplémentaire à la pizzeria locale. Après tout, l'une des dernières choses que vous souhaitez faire après une longue journée de travail, c'est de cuisiner. En préparant vos repas, vous éviterez de prendre la décision impulsive de commander quelque chose, car il vous suffit de le sortir du réfrigérateur et de le passer au micro-ondes ou au four, selon le cas. C'est énorme, surtout pour les personnes qui cherchent à changer radicalement leur régime alimentaire. Il est beaucoup plus difficile de justifier le fait de prendre un grand sandwich aux boulettes de viande sur le chemin du retour alors qu'un repas prêt à emporter vous attend déjà à la maison.

Cela permet de gagner du temps. Je pense que la préparation des repas est l'une des grandes joies de la vie, mais je comprends parfaitement que cela peut être une véritable perte de temps, d'autant plus que nous vivons dans un monde où le temps est vraiment une monnaie d'échange. Si vous le faites tous les jours, vous pourriez passer deux heures dans la cuisine, et je sais qu'il y a de meilleures choses que vous pouvez faire dans ce même laps de temps. Il suffit de faire beaucoup de travail de préparation une ou deux fois par semaine, et la plupart des soirs, vous n'aurez qu'à nettoyer le récipient et peut-être une assiette ou un bol.

Contrôle des portions. Que vous essayiez ou non de perdre du poids, je pense que nous devrions tous apprendre un peu sur le contrôle des portions. Nous sommes tous coupables de manger parfois un peu trop et de toujours nous sentir mal grâce à cela. En apprenant à contrôler les portions, nous ne nous contentons pas de surveiller notre santé, mais nous pouvons aussi savourer les petites friandises et les aliments que nous aimons sans avoir l'impression que nous serons trop malades par la suite.

Pas besoin de se soucier de la nourriture. Le régime alimentaire et la nutrition sont considérés comme très importants, et c'est quelque chose qui vous préoccupe probablement. C'est fini. En sachant que vous avez de la nourriture saine à la maison, et que vous n'avez pas à vous inquiéter de savoir si vous allez manger quelque chose de bon ce soir ou non, tout est prêt pour que vous attendiez à la maison.

Faire les courses devient une activité fluide. Levez la main si vous êtes allé dans une épicerie et que vous avez juste erré pendant une heure à la recherche d'objets qui pourraient vous être utiles. Non seulement c'est un gaspillage d'argent, car vous n'avez pas de plan pour les aliments que vous achetez, et vous ne les utilisez peut-être même pas, mais c'est aussi une énorme perte de temps. Personne ne souhaite passer autant de temps dans une épicerie. La préparation des repas encourage la mise en place de plans et de listes de repas, de sorte que vous y allez en sachant exactement ce que vous allez prendre. Je ne passe littéralement qu'une heure par semaine à l'épicerie, et j'y vais généralement une à trois fois par semaine. Vous entrez et vous sortez, sans problème. Et si vous vous efforcez d'aller à un moment où l'épicerie n'est pas pleine de monde, par exemple tôt le matin à l'ouverture, vous entrerez et sortirez encore plus vite.

Vous économisez de l'argent. La préparation des repas vous apprend très vite combien vous mangez en une semaine, et combien il vous en faut. Lorsque vous l'aurez fait quatre ou cinq fois, vous saurez exactement la quantité de chaque chose dont vous aurez besoin pour la semaine, et vous ne l'achèterez donc pas. De plus, vous gardez un stock de votre garde-manger et de votre réfrigérateur, ce qui signifie que vous n'achèterez rien que vous savez déjà avoir à la maison. Vous réduisez également le gaspillage de nourriture, ce qui vous permettra d'économiser encore plus d'argent. Il y a peu de fois où je suis plus ennuyé par moi-même que lorsque je dois jeter des aliments que j'avais l'intention de manger et d'apprécier, surtout quand il s'agit d'aliments chers.

Cela vous permet de varier vos repas. Ce livre contient de nombreuses recettes différentes, et je vous encourage à les essayer toutes. Non seulement cela vous permettra d'obtenir une variété de nutriments différents, comme nous l'avons évoqué plus haut, mais vous ne vous ennuierez pas et ne vous découragerez pas. Il est facile de tomber dans une routine qui consiste à cuisiner toujours la même chose. Grâce au fait que vous faites toujours des listes, la préparation des repas vous aide à garder une trace des repas que vous prenez. Ainsi, vous savez ce que vous avez mangé la semaine dernière, et vous pouvez choisir quelque chose de différent cette semaine. Bien que ce livre contient de nombreuses recettes végétaliennes que vous allez adorer, je vous recommande vivement de trouver quelques blogs de cuisine végétalienne ou des chaînes YouTube et de vous inscrire à leur liste ou chaîne de courrier électronique. Cela vous permettra de découvrir constamment de nouvelles recettes chaque jour, et vous trouverez des recettes que vous n'auriez peut-être même pas envisagé d'essayer avant de les voir. Encore une fois, il suffit de secouer les choses, et vous ne vous ennuierez jamais.

Nous avons donc passé en revue les raisons pour lesquelles vous devriez préparer vos repas, même si vous n'êtes pas végétalien. Dans le prochain chapitre, nous allons parler de tout cela, du type de préparation des repas à la manière de rendre les choses aussi faciles que possible.

Deuxième partie : Préparation des repas

La préparation des repas est une excellente solution pour vous aider à suivre un nouveau régime. En préparant vos repas à la maison, vous n'avez plus de raison de prendre de la nourriture sur le chemin du retour. De plus, c'est très pratique !

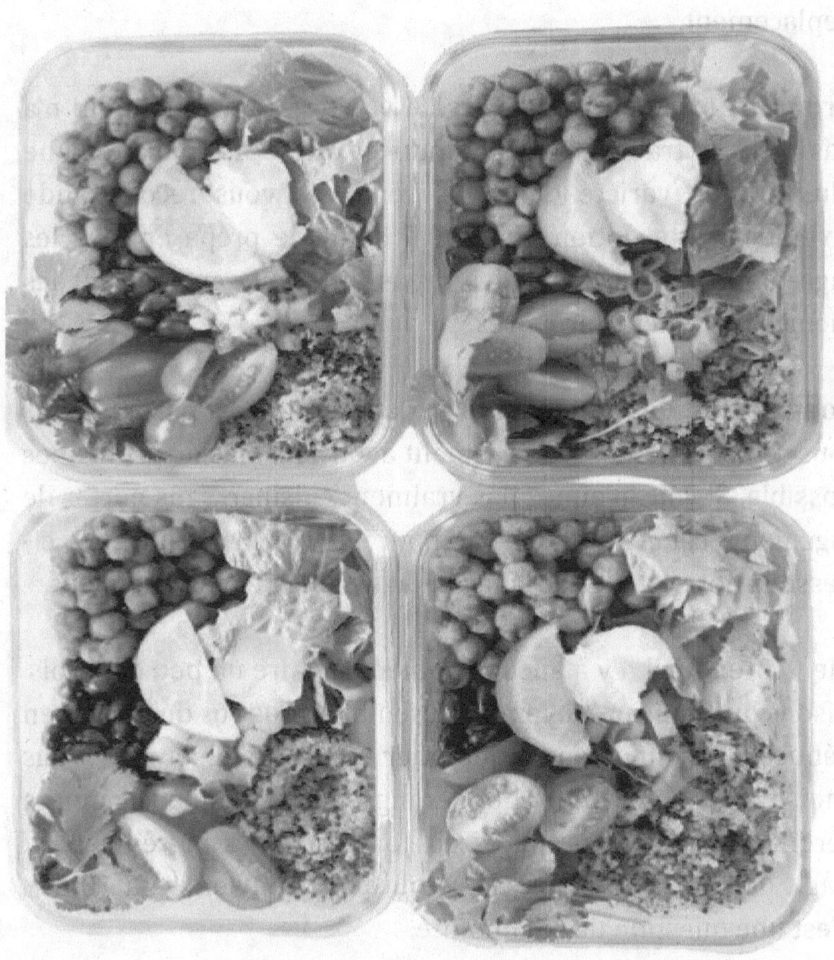

Types de préparation des repas

Vous pouvez choisir parmi plusieurs types de préparation des repas. Il s'agit de choisir ce qui vous convient le mieux et qui s'intègre dans votre mode de vie.

Les repas complets. Il s'agit en fait de rassembler tous vos repas au début de la semaine, de contrôler les portions et de les répartir dans différents récipients. Cette méthode est parfaite pour le déjeuner si vous prenez vos repas avec vous au travail, et idéale pour les personnes qui sont constamment en déplacement.

Préparation des ingrédients. Si vous êtes quelqu'un qui n'a pas peur de travailler un peu plus et que vous souhaitez une plus grande variété dans vos repas, je vous recommande vivement cette option. En fait, il suffit de préparer tous les ingrédients et d'en faire des repas différents en utilisant les mêmes ingrédients préparés.

Congélation des repas en lots. Cette option est parfaite pour tous ceux qui souhaitent vraiment avoir le moins de problèmes possible. Si vous n'aimez pas vraiment cuisiner, sans porter de jugement, celui-ci est parfait pour vous. Vous trouverez ci-dessous notre guide sur la façon de décongeler correctement.

Bien entendu, il n'y a aucun problème à faire un peu des trois. Disons que vous prévoyez de rassembler tous vos déjeuners en début de semaine, tandis que pour vos petits-déjeuners, vous choisirez de ne préparer que les ingrédients, et que vos dîners seront congelés et préparés en combinant les ingrédients. Il s'agit de choisir quelque chose qui vous conviendra à 100 %. C'est une question de commodité.

Ce qui devrait se trouver dans votre cuisine

C'est bien d'avoir une cuisine bien garnie dans le réfrigérateur, mais si vous n'avez pas les ustensiles nécessaires pour en faire quelque chose, vous êtes définitivement coincé. Maintenant, vous n'aurez probablement pas besoin de tout ce qui figure sur cette liste. Des recettes différentes nécessiteront des outils différents, et les recettes les plus simples auront des outils plus simples.

Couteaux : les couteaux sont le seul outil qui ne doit jamais être bon marché. La meilleure qualité que vous pouvez obtenir est la meilleure. Vous n'avez besoin que de trois d'entre eux : un couteau de chef, un couteau dentelé et un couteau d'office. De plus, n'achetez jamais de couteaux en ligne : veillez toujours à les tenir à la main et à les tester d'abord pour vous assurer qu'ils vous conviennent.

Planches à découper : elles sont indispensables si vous souhaitez que vos plans de travail ne soient pas rayés. Il y a deux options pour les planches à découper : le plastique et le bois. On dit que le plastique est plus facile à désinfecter, mais il est également possible de faire de grandes rayures où les bactéries peuvent se cacher, donc le bois serait probablement mieux. Il est également recommandé aux personnes qui coupent des fruits et des légumes d'utiliser du bois. Autre point à prendre en compte : comme vous ne mangerez pas de produits animaux, vous n'aurez pas à vous soucier de la contamination croisée. Je vous recommande quand même d'en avoir au moins deux, un pour l'usage régulier et un autre au cas où.

Marmites et casseroles : il existe de nombreux ustensiles de cuisine de base, et choisissez celui qui vous semble le mieux adapté à vos besoins. Vous aurez probablement besoin d'une petite et d'une grande poêle, de quelques casseroles de différentes tailles, et peut-être d'une marmite. Là encore, demandez-vous ce que vous allez cuisiner.

Ustensiles de cuisson : comme pour les casseroles et les poêles, ce dont vous aurez besoin dépend de ce que vous prévoyez de cuisiner. Des plaques de cuisson, des supports de refroidissement, peut-être un moule à muffins et quelques plats de cuisson. Tout dépend vraiment de ce dont vous avez besoin.

Tasses et cuillères de mesure : c'est une évidence. Vous en aurez besoin pour mesurer vos portions lorsque vous cuisinez. Pensez à en avoir un ou deux jeux pour les cas où vous en perdriez inévitablement quelques-uns.

Bols : ces bols en acier inoxydable qui s'empilent les uns sur les autres peuvent servir à la fois de bols à mélanger et de bols de service. En prime, vous n'aurez qu'à en acheter un ensemble ; ils durent éternellement.

Ustensiles de cuisine : épluche-légumes, spatules, rouleau à pâtisserie, pinces, fouet, quelques cuillères en bois, louche, râpe à fromage, tout ce dont vous avez besoin.

Passoire : il en existe de différentes tailles, vous pouvez donc choisir celle qui vous convient le mieux, mais choisissez celle qui a le plus petit trou possible. Prenez celle en acier inoxydable : elle peut être cabossée, mais elle durera. Celle en plastique a plus de chances de se fissurer.

Contenants pour la préparation des repas : oui, il existe une section entière du marché des contenants consacrée à la préparation des repas. Il existe même des ensembles que vous pouvez vous procurer. Les meilleurs sont toujours ceux qui sont en verre. Ce sont aussi les plus chers, mais ils sont très bien, car vous pouvez les mettre au micro-ondes sans risque et ils permettent de conserver les aliments longtemps. Ceux en plastique sont moins chers, mais ils ne sont pas recommandés.

Considérez toutes les choses de cette liste comme un investissement à long terme. Vous utiliserez beaucoup des outils ci-dessus pendant des années et des années et des années, selon le temps que vous y consacrerez. En outre, il est très agréable de savoir que votre cuisine est bien approvisionnée et que tout est prêt à l'emploi. Vous n'aurez pas besoin de tout ici, mais passez soigneusement en revue la liste et tenez-vous-en à l'essentiel.

Maintenant, nous allons parler de la congélation.

Votre guide de la congélation des aliments

Quel que soit le type de préparation des repas que vous faites, vous vous retrouverez probablement à congeler quelque chose à un moment donné. La congélation est un excellent moyen de conserver les aliments que vous aimez tout au long de l'année. Si vous avez un fruit préféré que vous aimez utiliser dans les smoothies toute l'année, mais que vous trouvez qu'il est trop cher pendant l'hiver, une bonne idée est d'en acheter des quantités en vrac et de le congeler pour l'utiliser toute l'année.

C'est pourquoi le congélateur est si utile pour la préparation de vos repas. Vous pouvez congeler des aliments pendant des mois, sans avoir à vous soucier de la cuisson ou de ce que vous avez dans le réfrigérateur, car tout est prêt pour vous dans votre congélateur. La plupart du temps, le plus gros du travail consiste à sortir les aliments du congélateur et à les placer dans un bol ou un récipient, puis à les laisser au réfrigérateur pendant la nuit, parfaitement prêts pour que vous puissiez les consommer le lendemain.

Le vrai truc pour être un vrai maître de la congélation des aliments est de savoir combien de temps un objet peut rester au congélateur. Si vous ne le savez pas, vous vous retrouverez avec des aliments au goût assez désagréable. Bien que des facteurs tels que l'utilisation que vous comptez faire de la nourriture entrent en jeu, il y a juste quelques aliments qui ne sont pas destinés à être congelés. Les aliments à base d'eau, en particulier, à moins que vous ne prévoyiez de cuisiner avec eux. Gardez ce guide du congélateur à portée de main et vous serez en or.

Avant d'aborder ce sujet, voici quelques conseils essentiels sur la congélation :

Étiquetez tous vos aliments en précisant leur nature, leur mode de fabrication et leur date de fabrication. Cela vous permettra d'arrêter de vous demander « qu'est-ce que c'est que ce truc à l'arrière de mon congélateur ».

Utilisez-le réellement. Trop de gens achètent des aliments au marché, les congèlent dans l'intention de les utiliser plus tard, et ne le font jamais. Il reste dans leur congélateur jusqu'à ce qu'il soit immangeable. Prévoyez d'utiliser un produit de votre congélateur au moins une fois par semaine.

Utilisez des sacs de congélation. Ils aident à prévenir les brûlures de congélation mieux que les petits sacs en plastique ordinaires, car ils sont beaucoup plus épais et durables. Une autre chose que vous pouvez faire pour éviter les brûlures de congélation est de veiller à ce qu'il n'y ait pas trop d'air dans les sacs.

N'oubliez pas de laisser de l'espace. Surtout pour les aliments à base d'eau comme les soupes, les bouillons, les fruits, etc. Les aliments à base d'eau ont tendance à se dilater lorsqu'ils sont congelés, alors laissez juste un peu d'espace libre.

Maintenant, pour savoir combien de temps un article se conserve dans le congélateur :

Produits :
Légumes : 6 à 12 mois
Fruits : 6 à 12 mois

Jus et concentrés de jus : 6 à 12 mois
Smoothies préparés : 1 mois

Produits à ne pas congeler : melons, agrumes (le jus peut être congelé, mais pas les fruits entiers ou les segments), pommes, poires, laitues, radis, germes de luzerne, pommes de terre (non préparées, vous pouvez congeler de la purée), aubergines, purée de citrouille et courges

Pain et céréales :

Pain cuit au four : 3 mois
Pain non cuit : 1 mois
Pizza (faite maison) : 1 à 2 mois
Pâtes alimentaires cuites : 3 mois
Riz cuit : 3 mois
Grains entiers cuits : 3 mois

Pain et céréales à ne pas congeler : quinoa cuit, céréales non cuites, pâtes non cuites, céréales, gruau cuit et cru

Repas préparés et divers :

Soupes : 3 mois
Chili : 3 mois
Ragoûts : 3 mois
Bouillon : 3 mois
Casseroles (sans œufs, viande ou poisson) : 2 mois

Divers à ne pas congeler : mayonnaise, salades de charcuterie préparées (salade aux œufs, salade de thon, salade de macaroni), vinaigrettes

Maintenant que nous avons éliminé tous ces problèmes, gardez ceci à l'esprit : vérifiez toujours s'il y a des brûlures de congélateur, et passez de temps en temps dans votre congélateur pour identifier ce qui doit être jeté et ce qui ne doit pas l'être. Ne vous laissez pas aller à manger quelque chose si vous n'êtes pas sûr. Laissez-vous guider par les paroles de sagesse de beaucoup de mères ; en cas de doute, jetez-le !

Élaboration d'un plan de repas

Il y a quelques points à retenir lorsque vous créez un plan de préparation des repas. Bien sûr, les premières fois ne se passeront probablement pas si bien que ça. Vous vous retrouverez quelques fois dans la pagaille. C'est tout à fait normal. Chaque première fois que vous préparez un repas, vous faites quelques erreurs. Ce qui compte, c'est que vous en tiriez des leçons.

Voici quelques éléments à prendre en compte avant de vous lancer dans la préparation des repas :

Combien de temps votre nourriture durera-t-elle ? C'est une question à laquelle beaucoup de préparateurs de repas débutants ne pensent pas. La plupart des aliments frais ont une durée de vie d'environ 4 à 5 jours, mais elle peut être plus courte ou plus longue selon le repas. Certains aliments ne durent pas aussi longtemps que d'autres. La durée de conservation des aliments dépend également d'autres facteurs, comme la qualité du récipient et l'âge du réfrigérateur. N'oubliez pas de faire preuve de bon sens et ne mangez rien si vous n'êtes pas sûr. Mais, selon la durée de conservation de vos aliments, cela signifie que vous aurez probablement deux jours dans la semaine pour faire vos courses et cuisiner, plutôt qu'un seul. Planifiez vos journées avec soin.

Quand allez-vous faire la préparation des repas ? Avec le temps, vous trouverez sans doute plus facile de préparer les repas, et cela prendra moins de temps ou de préparation. Aujourd'hui, je peux entrer et sortir de l'épicerie en une trentaine de minutes et avoir fini de cuisiner en une heure environ dans une journée normale, trois heures lors d'une grande révision lorsque je prépare tout, du bouillon de soupe aux sachets de smoothie. Mais je pense toujours à l'avance et je planifie la semaine d'avant quand je vais préparer mon repas. Vous devriez le faire aussi. Au début de la semaine, planifiez les jours exacts où vous comptez faire vos courses et où vous cuisinez. Cela vous aidera à vous organiser et vous ne ferez plus de courses impulsives.

Dans quelle mesure êtes-vous prêt à faire des achats compliqués ? Si vous êtes un cuisinier débutant, le fait de garder les choses vraiment simples vous aidera vraiment. Même si vous n'êtes pas un cuisinier débutant et que vous cuisinez depuis 10 ans, le fait de garder les choses simples au début de la préparation des repas vous aidera probablement. N'optez pas pour les recettes trop compliquées : choisissez celles qui contiennent dix ingrédients ou moins et voyez si vous pouvez faire des croisements (c'est-à-dire choisir des recettes dont les ingrédients sont communs). Si vous souhaitez vraiment que les choses restent simples, envisagez de remplacer un repas à la fois. Au lieu de préparer les repas pendant toute la semaine, préparez seulement une petite partie de vos repas.

Est-ce que je vais vraiment manger ça ? C'est un gros repas. Trop souvent, lorsque les gens commencent le régime vegan, ils pensent qu'ils doivent manger des aliments comme le tofu, même si, quelle que soit la façon dont il est préparé, ils détestent le tofu. Ce n'est pas vrai. Il y a des tonnes de façons d'obtenir les nutriments que le tofu vous offre, comme les protéines, qui ne sont pas seulement du tofu, comme les haricots et les noix. Assurez-vous de choisir des recettes que vous aurez vraiment hâte de manger.

Lorsque vous préparez un plan de repas, suivez ces étapes :

Faites votre liste d'épicerie. Fouillez votre réfrigérateur. Fouillez vos armoires. Faites l'inventaire de ce que vous avez sous la main et décidez des choses que vous devez prendre si vous manquez d'un produit que vous aimez toujours avoir sous la main. Ensuite, parcourez ce livre, ou consultez un autre livre de cuisine végétalienne ou un site web, et trouvez quelques recettes que vous souhaitez essayer. Vous devez absolument trouver les recettes que vous aimez et en choisir quelques-unes. Ce sont ces recettes qui vous inciteront à revenir. Si vous le souhaitez, vous pouvez vous rendre dans votre épicerie locale et voir s'il y a des soldes ou des promotions dont vous souhaitez profiter.

Ensuite, allez à l'épicerie. Tenez-vous-en à votre liste. N'achetez rien qui ne figure pas sur votre liste. Je vous recommande même de payer en liquide si vous souhaitez vraiment vous engager. Concentrez-vous simplement sur l'obtention des ingrédients dont vous avez besoin et sortez. Un autre conseil pour éviter les achats impulsifs est de manger avant de partir. Je fais toujours mes courses soit juste après le petit-déjeuner, soit le soir après le dîner. Je suis sûr d'être rassasié et je suis moins enclin à faire des achats impulsifs. Il est particulièrement important de s'y tenir, car vous aurez probablement des envies, du moins pendant un certain temps. Ne vous laissez pas aller à des achats impulsifs.

Troisièmement, rentrez à la maison et faites la cuisine. J'aime bien me débarrasser de tout, mais bien sûr, cela dépend vraiment de vous. Vous pouvez aller faire les courses, tout ramener à la maison, puis décider que vous ferez toute la cuisine plus tard. Cela ne pose pas de problème non plus. C'est à vous de décider comment vous souhaitez faire ce voyage. Maintenant, nous allons parler de tous les délicieux repas que vous pouvez faire avec du vegan !

Troisième partie : Recettes vegan

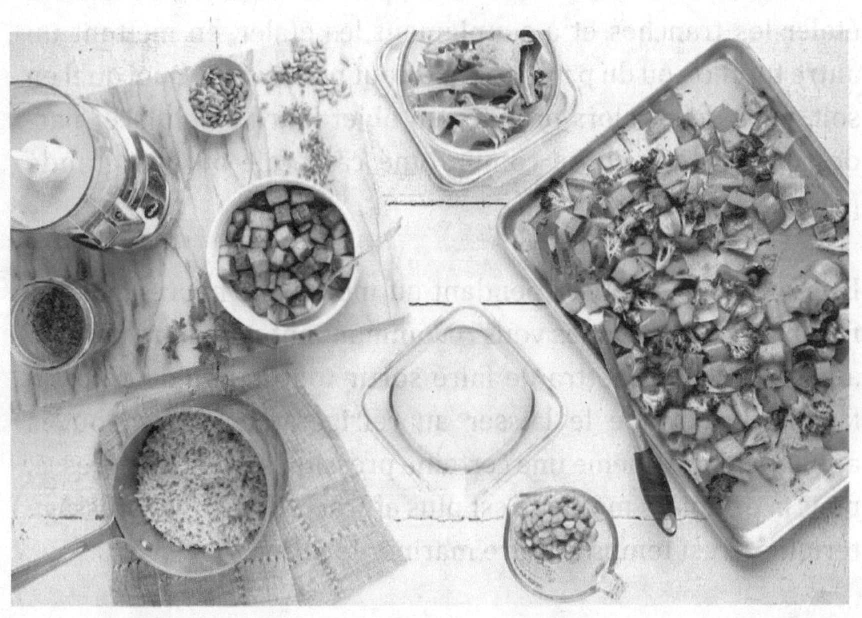

PRÉPARATIONS BASIQUES

Comment cuisiner du tofu au goût incomparable

Après avoir sorti un morceau de tofu d'un paquet (assurez-vous de l'ouvrir au-dessus de l'évier ; il y a de l'eau dedans !) Vous pouvez le couper ou le garder en bloc comme vous le souhaitez, mais je trouve que le pressage fonctionne mieux s'il est coupé en quatre à six tranches. Posez le bloc, ou les tranches, sur un torchon ou un papier absorbant propre et étalé, et enroulez-le. Une autre méthode, si vous le coupez en tranches, consiste à étaler les tranches et à simplement les étaler, en mettant un autre torchon ou du papier essuie-tout par-dessus. Quoi qu'il en soit, vous devez alors prendre un objet lourd et le placer par-dessus. Quelque chose comme une casserole ou une grande planche à découper.

Laissez le tofu reposer pendant au moins une heure, mais de nombreuses personnes vous recommandent de le faire la veille au soir. Cela permettra de faire sortir tout le liquide de cette façon ; il suffit de le laisser au réfrigérateur. Vous pouvez appliquer vous-même une certaine pression si vous êtes pressé, mais la première méthode est plus efficace. Une fois le pressage terminé, il est temps de faire mariner le tofu.

La marinade est une opération que les gens réservent généralement aux viandes comme le poulet et le steak, mais elle fonctionne aussi pour le tofu (à condition d'avoir pressé l'eau).

La première chose à retenir lorsque vous faites mariner du tofu est que malgré l'élimination de toute cette eau, le tofu en contient encore beaucoup. Le produit est en effet pressé dans l'eau. Alors, qu'est-ce qui ne se mélange pas à l'eau ? L'huile. Les marinades à l'huile ne fonctionnent pas avec le tofu, et le tofu pourrait rester une semaine dans une marinade à base d'huile tout en ayant le même goût. Si votre marinade préférée contient de l'huile, remplacez-la par du vinaigre, de la sauce soja ou du bouillon de légumes.

Marinade inspirée de l'Asie

Réduisez en purée un morceau de gingembre de 5 cm, quatre grosses gousses d'ail, un tiers de tasse de sauce soja et un tiers de tasse de vin de riz ou de xérès sec, plus deux à quatre cuillères à soupe de sucre, selon vos goûts, ou vous pouvez tout simplement éviter le sucre.

Marinade inspirée de l'Asie du Sud-Est

Mélangez un morceau de gingembre de 5 cm avec la pulpe et le jus d'un citron vert moyen, quatre grosses gousses d'ail, huit tiges de coriandre fraîche, deux ou trois cuillères à soupe de sucre, selon vos goûts, et un peu de poivre noir et de sel.

Marinade inspirée de la Méditerranée

Réduisez en purée deux grosses gousses d'ail avec un tiers de tasse de jus de citron, un tiers de tasse de bouillon de légumes, une cuillère à soupe de romarin, une cuillère à soupe de feuilles d'origan. Ajoutez un peu de sel et de poivre pour vos papilles gustatives.

Marinade au vinaigre balsamique inspirée de l'Italie

Mélangez quatre grosses gousses d'ail hachées, un tiers de tasse de bouillon même légumes, un tiers de tasse de vinaigre balsamique, un peu de poivre fraîchement moulu et environ 5 à 10 feuilles de basilic frais.

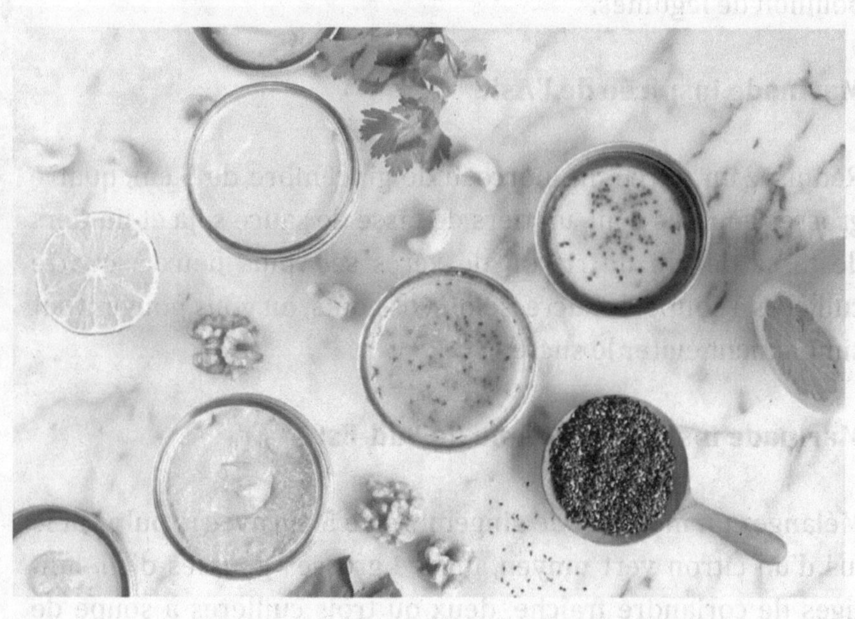

Vinaigrette au tahini

On peut utiliser le tahini dans presque tout, on peut le verser sur des salades ou des bols de légumes, et il existe de nombreuses recettes qui font appel à son ingrédient principal.

Ingrédients

- Un quart de tasse de tahini
- Jus d'un demi-citron
- Un quart de tasse d'eau
- Une cuillère à soupe de vinaigre de cidre de pomme
- Une cuillère à café de poudre d'ail
- Une cuillère à café de pâte miso
- Poivre au goût

Préparation

Mettez tous les ingrédients sauf l'eau dans un bol et mélangez jusqu'à ce que le tout soit bien mélangé. Pour l'eau, commencez par un quart de tasse. Si vous n'aimez pas la consistance, ajoutez-en plus jusqu'à ce que le mélange soit lisse à votre goût.

Vinaigrette balsamique sans huile

La vinaigrette balsamique est un aliment de base dans le réfrigérateur de tout amateur de salades.

Ingrédients

- Un quart de tasse de vinaigre balsamique
- Une cuillère à soupe de moutarde de Dijon
- Trois cuillères à soupe de tahini
- Une cuillère à soupe de sirop d'érable
- Une demi-cuillère à café de poudre d'ail
- Jus d'un citron entier
- Sel et poivre au goût

Préparation

Mixez tous les ingrédients jusqu'à ce qu'ils soient onctueux et crémeux. Vous n'aurez pas besoin de mixeur, un fouet fera l'affaire. Si vous trouvez la consistance trop épaisse, ajoutez une ou deux cuillères à soupe d'eau.

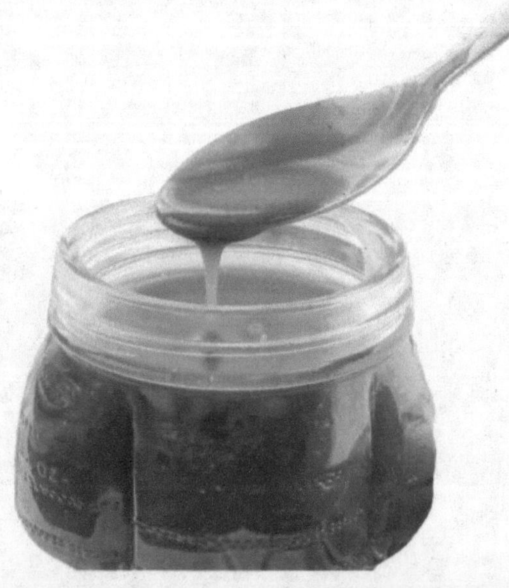

__Vinaigrette ranch__

Vous pouvez l'utiliser comme trempette, sur une salade et même sur une pizza. Malheureusement, la majorité des endroits ne la rendent pas végétalienne, mais ne vous inquiétez pas ; celle-ci est 100 % végétalienne, donc vous ne serez pas privé d'un de vos plats préférés !

Ingrédients

- Un quart de tasse de noix de cajou crues non salées
- Une gousse d'ail
- Une cuillère à café de câpres
- Trois quarts de cuillère à café de jus de câpre
- Une cuillère à soupe de jus de citron
- Une cuillère à soupe de levure nutritionnelle
- Un tiers de tasse d'eau
- Sel et poivre au goût

Préparation

Faites tremper les noix de cajou dans de l'eau chaude pendant environ une demi-heure. Lorsque le temps est écoulé, égouttez-les et rincez-les. Ensuite, mettez-les dans un mixeur avec les autres ingrédients, dont un tiers de tasse d'eau. Mélangez jusqu'à obtenir une consistance crémeuse et lisse. Ajoutez de l'eau si vous en avez besoin.

<u>Vinaigrette verte</u>

La fraîcheur de toutes les herbes ressort vraiment dans cette version, et elle est si piquante et savoureuse. C'est délicieux !

Ingrédients

- Une demi-tasse de yaourt à base de plantes, au choix
- Une cuillère à soupe de jus de citron
- Deux cuillères à soupe de vinaigre de cidre de pomme
- Une cuillère à café de sirop d'érable
- Un quart de tasse d'estragon frais
- Un quart de tasse de persil frais
- Une gousse d'ail
- Une demi-cuillère à café de poudre d'oignon
- Sel et poivre au goût
- Une à trois cuillères à soupe d'eau

Préparation

Mettez tous les ingrédients, sauf l'eau, dans un mixeur. Gardez à vitesse élevée jusqu'à ce que le mélange soit lisse et crémeux. Ajoutez l'eau une cuillère à soupe à la fois jusqu'à ce qu'elle ait la consistance que vous souhaitez.

<u>Vinaigrette aux arachides</u>

Cette vinaigrette est le mélange parfait de piquant et de sucré et convient parfaitement à tout amateur de beurre d'arachide qui aime aussi un peu de piquant. Doublez ou triplez la recette si vous prévoyez de l'utiliser souvent.

Ingrédients

- Cinq cuillères à soupe de vinaigre de riz
- Trois cuillères à soupe de beurre d'arachide
- Une cuillère et demie de sauce soja
- Une cuillère à soupe d'huile de sésame
- Une cuillère à soupe de sirop d'érable
- Une cuillère à café de gingembre haché ou moulu

Préparation

Fouettez tous les ingrédients dans un mixeur ou un bol. Vous pouvez les fouetter ou les mixer, au choix. Continuez à fouetter jusqu'à ce qu'ils soient complètement mélangés.

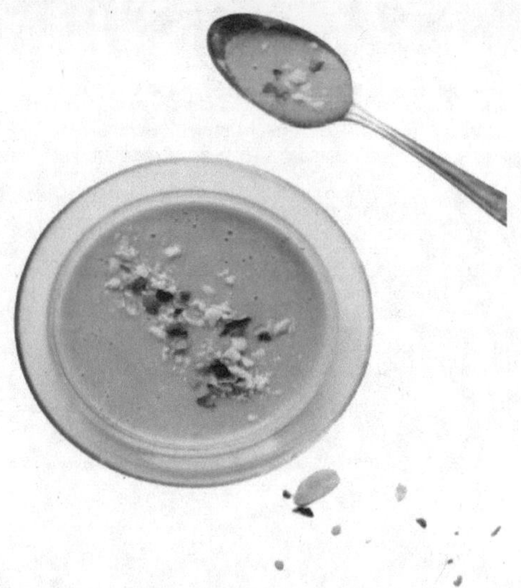

<u>Vinaigrette à l'érable</u>

Ingrédients

- Deux cuillères à soupe de sirop d'érable
- Deux cuillères à soupe d'huile d'olive
- Une cuillère à soupe de vinaigre de cidre de pomme
- Sel et poivre

Préparation

Vous pouvez fouetter tous les ingrédients dans un bol jusqu'à ce qu'ils soient bien mélangés. Conservez le tout dans un récipient hermétique au réfrigérateur, et arrosez simplement votre salade lorsque vous êtes prêt.

<u>Vinaigrette au chili</u>

C'est génial si vous êtes quelqu'un qui aime le palais mexicain dans ses vinaigrettes.

Ingrédients

- Deux cuillères à soupe de vinaigre de vin blanc
- Deux cuillères à soupe d'huile d'olive
- Deux cuillères à café de jus de citron vert
- Deux cuillères à café de miel
- Une gousse d'ail, hachée
- Une demi-cuillère à café de poudre de chili

Préparation

Fouettez tous les ingrédients jusqu'à ce qu'ils soient bien mélangés.

Hummus classique

C'est le hummus à l'ail classique que la plupart des restaurants grecs proposent.

Ingrédients

- Une tasse et demie de pois chiches, cuits
- Jus d'un citron
- Un quart de tasse d'eau
- Deux cuillères à soupe de tahini
- Deux gousses d'ail
- Une cuillère à soupe d'huile d'olive
- Une demi-cuillère à café de sel

Préparation

À l'exception des pois chiches, mettez tous les ingrédients dans un robot ménager et mixez à haute vitesse jusqu'à ce qu'ils se mélangent. Ajoutez les pois chiches et mélangez à vitesse élevée. Veillez à racler les côtés. Mélangez jusqu'à obtenir la consistance que vous souhaitez, la plus lisse, la meilleure, à mon avis.

Conservez le tout dans un récipient hermétique. Il devrait durer environ 3 à 5 jours.

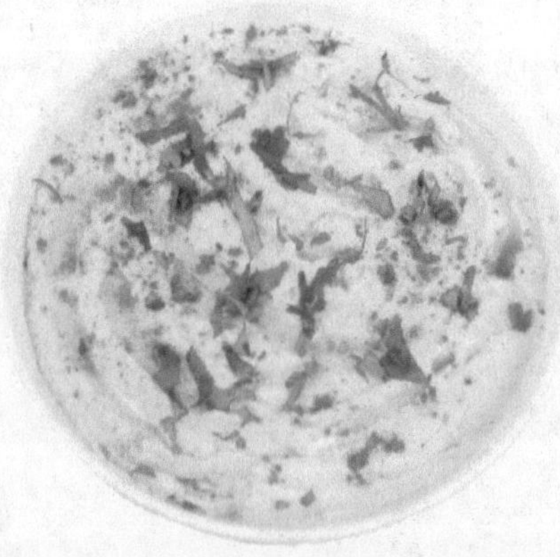

Votre guide des épices

Les épices sont géniales dans la mesure où elles ajoutent vraiment de la saveur à un plat, sans vraiment aucun travail supplémentaire. De plus, elles regorgent de nutriments, ce qui donne un peu plus de piquant à vos plats préférés. Bien que tester et essayer certaines de vos épices préférées soit toujours une expérience amusante, vous trouverez un peu d'aides dans un guide sur la façon de les utiliser au mieux de leur délicatesse. Vous pouvez les utiliser pour parfumer vos aliments en les saupoudrant, mais aussi pour les utiliser dans les marinades et les vinaigrettes. Là encore, il est essentiel de faire quelques essais.

Dans cette liste, choisissez la saveur que vous souhaitez le plus et faites-en l'essai. Il ne s'agit que d'une liste d'épices de base, et vous en trouverez beaucoup plus dans les supermarchés.

Terreux : Piment de la Jamaïque, Clou de girofle, Cannelle, Coriandre, Cumin, Origan, Romarin et Thym
Doux : Piment de la Jamaïque, Basilic, Cardamome, Clous de girofle, Cannelle, Gingembre, Muscade
Amère : Feuilles de laurier, Curcuma
Épicé : Poivre de Cayenne
Poivré : Coriandre, Curcuma
Fumée : Cumin
Savoureux : Ail en poudre
Chaud : Gingembre, Paprika

Faites de votre mieux pour choisir des combinaisons d'épices qui se complètent vraiment. Si vous savez que vous aimez le goût du gingembre, du paprika et de la coriandre ensemble, il n'y a pas de raison de ne pas en faire un mélange préétabli sous la main.

PETIT-DÉJEUNER

Le petit-déjeuner est considéré comme le repas le plus important de la journée. Il aide à stimuler votre métabolisme, il vous garde plein jusqu'au déjeuner pour que vous ne vous gaviez pas de beignets au bureau, et surtout, il est délicieux ! Un petit-déjeuner copieux et savoureux le matin peut vraiment préparer votre journée à la réussite. Cela vous met vraiment de meilleure humeur, un bon petit-déjeuner et une tasse de café le matin vous aident vraiment à retrouver le sourire pour toute la journée. C'est une bonne façon de démarrer la journée.

Malheureusement, les conditions dans lesquelles nous vivons ne nous permettent pas vraiment de prendre un bon petit-déjeuner. L'idée est de se lever 15 minutes avant de partir et de décider de prendre un bagel en allant au travail, que vous avalez au milieu de la circulation. Il se peut que vous empruntiez un itinéraire complètement différent, choisissant plutôt de sauter le petit-déjeuner, en vous promettant un déjeuner plus copieux. Tout cela vous semble familier ?

Oui ?

Quand vous choisissez de devenir végétalien, ce n'est vraiment plus une option. Non seulement de nombreux restaurants et fast-foods ne proposent pas d'options végétaliennes, mais cela ne fait pas du bien. Ce petit creux de 10 heures du matin n'arrivera pas si vous vous consacrez à prendre votre petit-déjeuner tous les matins. Quelles que soient vos raisons de devenir végétalien, je vous dirai à tous : prenez un petit-déjeuner.

Les recettes de ce chapitre sont faciles à réaliser, délicieuses et nutritives. La majorité d'entre elles peuvent être préparées et conservées quelques jours à l'avance, ce qui signifie que vous pouvez les prendre et partir, en toute simplicité. Certaines des recettes présentées ici sont certainement celles que vous pouvez manger sur la route. Mais je vous recommande personnellement de prendre le temps de les manger et de les apprécier, car elles sont vraiment délicieuses.

Délice d'avoine en une nuit

Les flocons d'avoine sont très polyvalents, vous pouvez donc y mettre tout ce que vous voulez, à condition que cela soit bon pour vous. Les options ci-dessous ne sont en fait que des suggestions. Elles ne prennent qu'une vingtaine de minutes à préparer et se conservent au réfrigérateur pendant environ 5 jours, ce qui signifie qu'elles sont parfaites pour être préparées au début d'une semaine de travail.

Ingrédients

- Une demi-tasse d'avoine coupée en acier
- Trois quarts de tasse de lait à base de plantes (amande, avoine, soja, au choix) ou d'eau
- Un quart de cuillère à café d'extrait de vanille (facultatif)

Préparation

Mélangez tous les ingrédients dans le récipient de votre choix et laissez refroidir pendant quatre heures au réfrigérateur. Le matin, mélangez-les et savourez. Vous pouvez ajouter un peu de lait si vous trouvez qu'ils ne sont pas assez onctueux.

Pour les garnitures, il n'y a vraiment pas de limites : sirop d'érable, baies (myrtilles, framboises, fraises, etc.), fruits (banane, mangue, pomme, ananas), épices (cannelle, cardamome, noix de muscade, clous de girofle), noix (noix de pécan, cacahuètes, amandes, noix), etc.

Vous pouvez vraiment être créatif avec ce que vous mettez sur votre avoine, et cela demandera probablement un peu d'expérimentation. Allez-y, je vous dis ! Choisissez les saveurs qui vous plaisent et amusez-vous bien.

Burritos

Ils sont faciles à fabriquer et peuvent être conservés au congélateur jusqu'à deux mois. Elles sont délicieuses, pleines de saveur et contiennent tous les éléments nutritifs dont vous avez besoin pour vous préparer pour la journée. Lorsque vous en sortez un du congélateur, il vous suffit de le mettre au réfrigérateur pour le décongeler pendant la nuit et de le faire cuire au four pendant 15 minutes à 170 °C environ.

Ingrédients

- Sel au goût
- Un quart de cuillère à café de paprika
- Un quart de cuillère à café de flocons de piment
- Une demi-cuillère à café de poudre de chipotle
- Une cuillère à café de curcuma
- Deux cuillères à soupe d'huile d'olive
- Un paquet de tofu extra ferme, égoutté et pressé
- 6 tortillas

Remplissage

- Salsa
- Haricots noirs
- Avocat
- Oignon rouge
- Et tout autre favori que vous souhaitez inclure !

Préparation

Utilisez un feu moyen pour faire chauffer une grande poêle. Ajoutez de l'huile et du tofu. Utilisez une spatule pour couper le tofu en morceaux et ajoutez l'assaisonnement.

Faites cuire jusqu'à ce que le tout soit chaud et assaisonné. Réchauffez les tortillas à feu très doux au four ou au micro-ondes (si elles ne sont pas chaudes, elles se défont lorsque vous les emballez, à moins qu'elles ne soient très, très fraîches).

Étalez le tortillas sur une surface plane et ajoutez les garnitures végétaliennes que vous souhaitez. Enveloppez le burrito comme vous le feriez normalement et enveloppez-le dans du papier ciré.

Conservez le tout dans un récipient ou un sac de congélation.

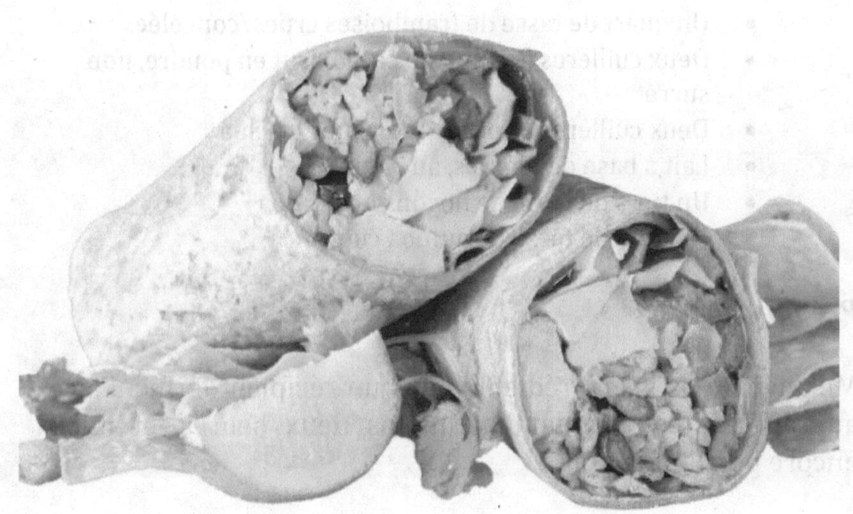

<u>Quinoa au chocolat noir</u>

Cette recette semble compliquée, mais elle est en fait très simple. Ça pourrait être un dessert, c'est tellement bon, mais je dis, comme un régal, pourquoi pas un petit-déjeuner ?
Cette recette fait deux portions, alors n'oubliez pas de la diviser pour pouvoir la manger deux fois.

Ingrédients

- Un quart de tasse de framboises crues/congelées
- Deux cuillères à soupe de cacao brut en poudre, non sucré
- Deux cuillères à soupe de graines de chia
- Lait à base de plantes, au choix
- Un tiers de tasse de flocons de quinoa
- Un tiers de tasse de quinoa cuit

Préparation

Mélangez tous les ingrédients dans un récipient fermé. Placez au réfrigérateur pendant au moins deux heures, et mieux encore pendant la nuit.

Pudding de chia à la vanille

C'est un autre petit-déjeuner qui pourrait être classé comme dessert, mais le pudding de chia est très, très bon pour vous. Les graines de chia regorgent d'antioxydants, de protéines, de fibres et d'acides oméga-3, que l'on trouve généralement au réfrigérateur. Elles ne contiennent pas non plus trop de calories, bien qu'elles soient très nourrissantes. Elles sont parfaites pour commencer la journée ! De plus, ils sont très faciles à préparer et ne nécessitent pratiquement aucun effort.

Ingrédients

- Une demi-tasse de baies au choix, fraîches ou surgelées
- Une cuillère à café d'extrait de vanille
- Deux cuillères à café de graines de chia
- Une demi-tasse de lait végétale, au choix

Préparation

Mélangez le lait et la vanille si vous le souhaitez. Versez ce mélange avec les graines de chia. Faites-le très bien et assurez-vous que chaque graine est bien enrobée. Mettez le mélange dans un récipient de votre choix et placez-le au réfrigérateur.

Vous pouvez ajouter les myrtilles avant de mettre le mélange au réfrigérateur ou après, c'est vous qui choisissez.

La durée de conservation au réfrigérateur est d'environ 5 jours, c'est donc une bonne idée de le faire en vrac.

Crêpes à la banane

L'idée que quelqu'un puisse renoncer aux crêpes est insondable. Après tout, elles sont délicieuses. Eh bien, vous avez de la chance, non seulement ces crêpes sont faites sans produits animaux et sans gluten, mais elles contiennent aussi des éléments nutritifs supplémentaires sous forme d'avoine et de banane. De plus, elles sont simples à faire et prennent très peu de temps.

Ingrédients

- Une tasse de flocons d'avoine
- Un quart de tasse de lait à base de plantes, au choix
- Une banane mûre
- Une cuillère à soupe de vinaigre de cidre de pomme
- Une cuillère à soupe de levure chimique
- Une demi-cuillère à café de cannelle
- Une cuillère à café d'extrait de vanille (facultatif)
- Quelle que soit la garniture que vous choisissez

Préparation

Mélangez tous les ingrédients dans un mixeur jusqu'à l'obtention d'une texture lisse. Laissez reposer la pâte pendant au moins 5 minutes. Cette étape est importante, car elle donne à l'avoine le temps d'absorber le liquide, et la pâte épaissit.

Réchauffez une poêle antiadhésive. Quand elle est chaude, il est temps de faire les crêpes. Prenez un quart de tasse de pâte et versez-la dans la poêle. Faites cuire pendant environ une à deux minutes. Faites cuire l'autre côté pendant deux minutes également. Glissez sur une assiette.

Faites cela jusqu'à ce qu'elles soient toutes cuites. Si vous souhaitez préparer un repas, pensez à doubler ou tripler cette recette et conservez-les au congélateur. Placez des feuilles de cire entre les deux pour les séparer facilement. Choisissez les garnitures végétaliennes que vous souhaitez.

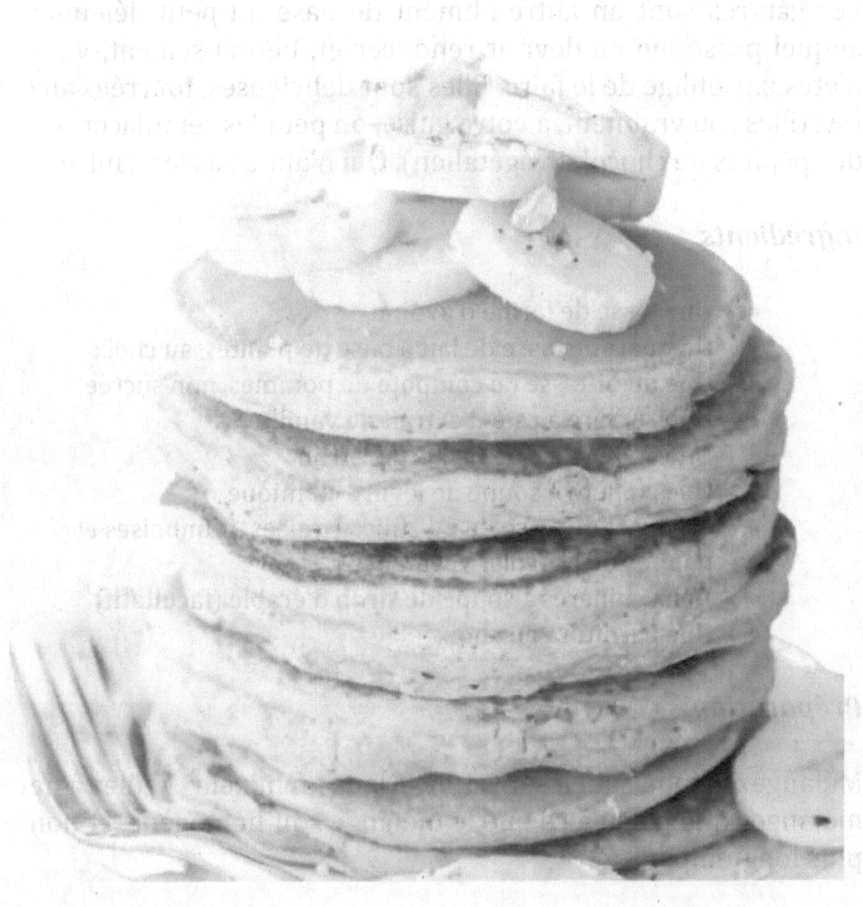

<u>Gaufres à la farine d'avoine</u>

Les gaufres sont un autre aliment de base du petit-déjeuner auquel personne ne devrait renoncer et, heureusement, vous n'êtes pas obligé de le faire. Elles sont délicieuses, fourrées aux myrtilles (ou vraiment, à votre guise, on peut les remplacer par des pépites de chocolat végétalien). Qui n'aime pas les gaufres ?

Ingrédients

- Une tasse de farine d'avoine
- Un quart de tasse de lait à base de plantes, au choix
- Une demi-tasse de compote de pommes, non sucrée
- Une cuillère à café d'extrait de vanille
- Une cuillère à café de jus de citron
- Une cuillère à soupe de levure chimique
- Un quart de tasse de myrtilles (fraises, framboises et pépites de chocolat végétalien)
- Deux cuillères à soupe de sirop d'érable (facultatif)
- Une garniture au choix

Préparation

Mélangez le tout, sauf les myrtilles, dans un mixeur. Veillez à ne mélanger que jusqu'à ce que le mélange soit homogène, et non plus longtemps.

Ajoutez vos myrtilles (ou un substitut) et mélangez pendant une demi-seconde une ou deux fois, mais cette étape est facultative. Enduisez un gaufrier d'un aérosol de cuisson ou d'huile, et versez-y la moitié de la pâte. Faites cuire en suivant les instructions du gaufrier. Répétez l'opération une fois de plus.

Cette recette ne permet de créer qu'environ deux gaufres. Si vous souhaitez cuisiner à l'avance, envisagez de faire la même chose que pour les crêpes et de doubler ou tripler la recette pour en créer d'autres. Cela signifie que vous aurez beaucoup de gaufres à manger pendant la semaine. Il vous suffit de les mettre au micro-ondes, au four ou au grille-pain, et c'est parti !

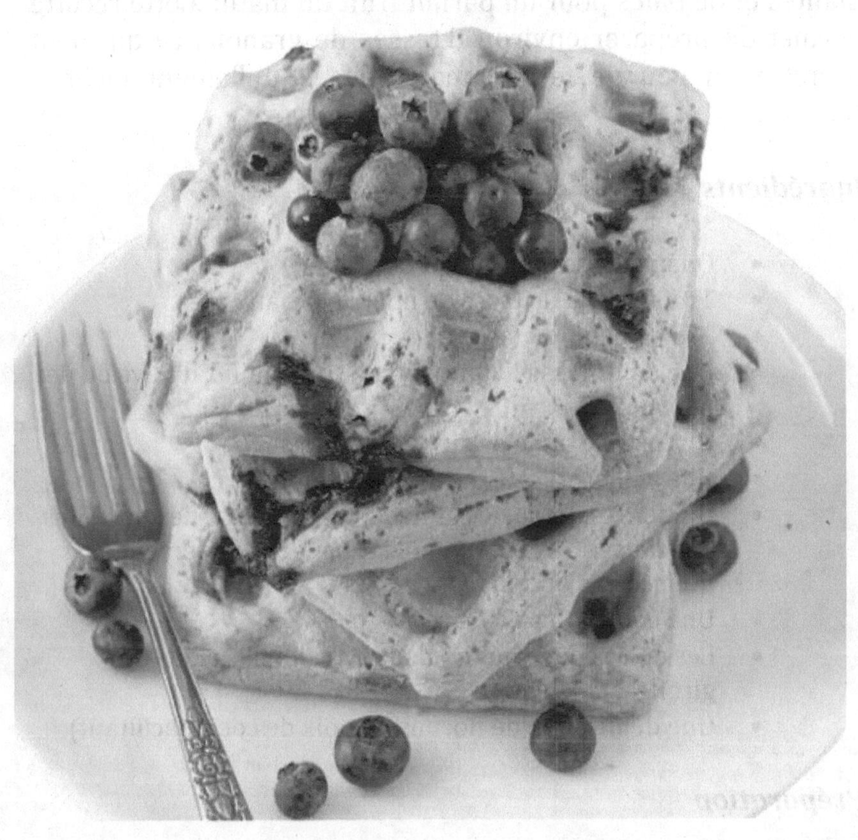

<u>Granola fait maison</u>

Le granola est un excellent petit-déjeuner sain à déguster lors d'une matinée chargée. Il est excellent avec un yaourt à base de plantes et de baies pour un parfait fruit du matin. Cette recette permet de préparer environ 8 tasses de granola, ce qui peut prendre un peu de temps, mais elle est tellement facile à réaliser.

Ingrédients

- Quatre tasses de flocons d'avoine
- Trois quarts de tasse de noix de pécan crues
- Trois quarts de tasse de noix
- Une demi-tasse d'huile de cuisson fondue, d'olive ou de noix de coco
- Un tiers de tasse de sirop d'érable pur
- Une cuillère à café d'extrait de vanille
- Un tiers de tasse de canneberges séchées (des myrtilles, des fraises ou des framboises peuvent également être utilisées en option)
- Une cuillère à café de sel
- Les épices que vous souhaitez (cannelle, clous de girofle, etc.)
- Une demi-tasse de flocons de noix de coco (facultatif)

Préparation

Tapissez un moule de papier sulfurisé et assurez-vous que la température de votre four est de 170 °C.

Mélangez le sel, les noix, l'avoine et les différentes épices (la cannelle est merveilleuse), puis mélangez le tout jusqu'à obtention d'un mélange homogène.

Ajoutez l'huile, la vanille et le sirop d'érable, et assurez-vous que le tout est bien mélangé. Une fois que c'est fait, étalez-le sur votre poêle en une couche uniforme. Faites cuire au four pendant 10 minutes, puis retirez, remuez tout autour.

Ajoutez les flocons de noix de coco ici si vous en avez l'intention, et mélangez à nouveau. Remettre au four pendant 8 à 12 minutes. Vérifiez régulièrement. Une fois que le dessus est bien doré, sortez du four. Une fois refroidi, il sera à nouveau croustillant. Ajoutez les canneberges sur le dessus.

Laissez le granola refroidir complètement avant de commencer à le casser en morceaux et retirez les morceaux éventuels. Pour la conservation, versez le granola dans un récipient hermétique, où il restera frais pendant environ deux semaines.

Si vous souhaitez le conserver un peu plus longtemps, mettez-le au réfrigérateur, mais il est si bon que vous n'aurez probablement pas ce problème.

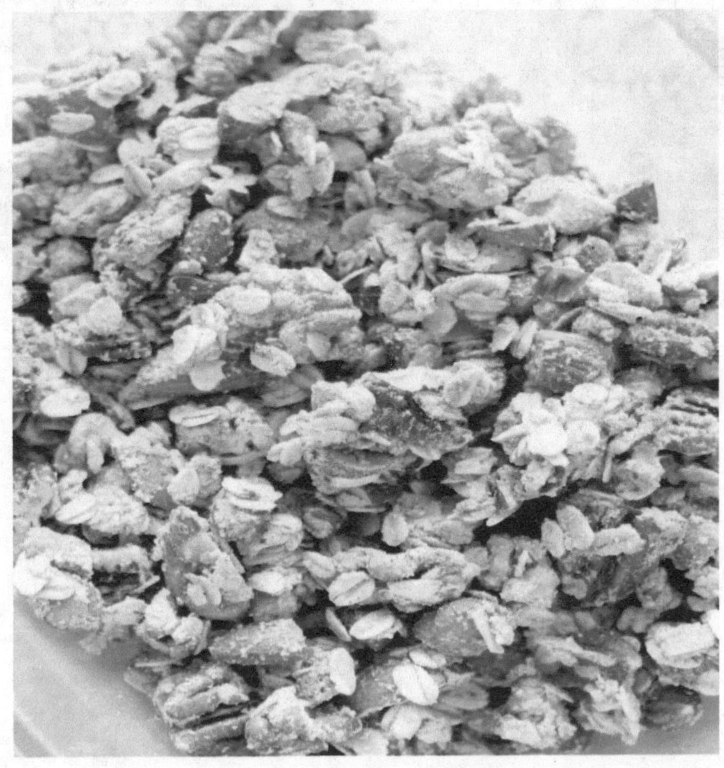

DÉJEUNER

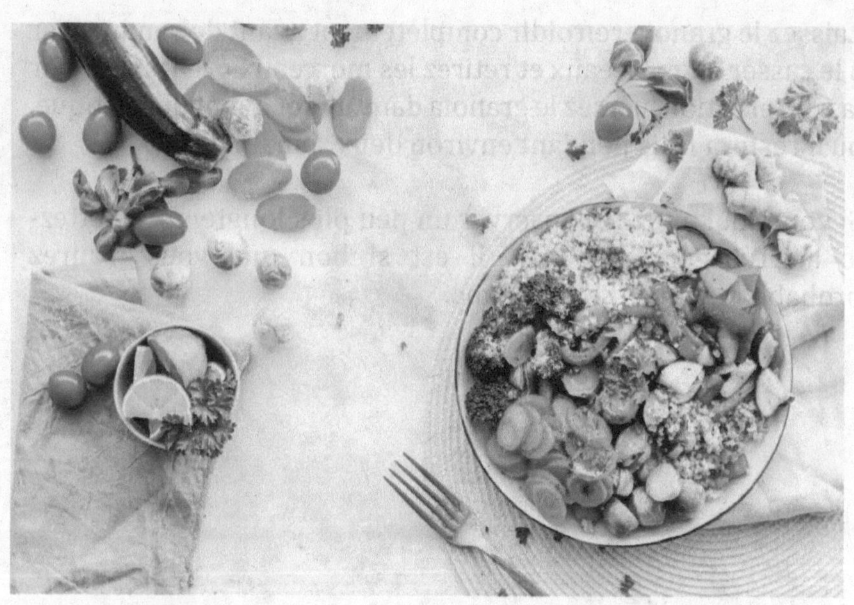

Salade de pois chiches en sandwich

Quand on est végétalien, on cherche toujours plus de moyens de se procurer des protéines de différentes sources, car la plupart des gens dépendent des œufs et de la viande pour cela. Les pois chiches sont incroyables. Non seulement ils sont très polyvalents, mais ils sont également riches en protéines, avec 19 grammes par demi-tasse. De plus, cette recette est super légère et fraîche, ce qui vous donne une touche méditerranéenne. Cette recette vous fournira suffisamment de matière pour quatre sandwiches, alors pensez à la mettre dans un récipient.

Ingrédients

- ⅛ cuillère à café de poivre de Cayenne
- Une demi-cuillère à café de poivre noir
- Une cuillère à café de sel
- Deux oignons, coupés en fines tranches
- Deux cuillères à soupe de persil, finement haché
- Deux cuillères à soupe de poivron rouge, finement haché
- Deux cuillères à soupe de jus de citron
- Deux cuillères à soupe de mayo végétalienne
- Une boîte de 400 g de pois chiches, égouttés, rincés et séchés
- 8 tranches de pain

Préparation

Écrasez les pois chiches dans un bol. Ne les mélangez pas et ne les écrasez pas trop. Remuez bien avec les autres ingrédients. Servez sur du pain.

Sandwich au tempeh

Cette recette ne concerne qu'un seul sandwich, mais vous pouvez, bien sûr, en faire d'autres pour des sandwichs plus tard. Autre chose, ce sandwich peut demander un peu plus de préparation grâce au fait qu'il faut le faire mariner.

Ingrédients

- Quatre tranches de votre pain préféré
- Un demi-bloc de tempeh
- Deux cuillères à soupe de sirop d'érable
- Une cuillère à soupe d'huile d'olive
- Une cuillère à soupe de sauce soja
- Un quart de cuillère à café de paprika
- Un quart de cuillère à café de poudre d'ail
- Deux cuillères à soupe de mayo végétalienne
- Une tomate, coupée en tranches
- Quatre feuilles de laitue

Préparation

Coupez le tempeh en fines lamelles. Mélangez le tempeh, la poudre d'ail, le paprika, la sauce soja, l'huile d'olive et le sirop d'érable. Placez le tout dans un récipient hermétique et réfrigérez pendant la nuit ou au moins une heure au réfrigérateur.

Faites chauffer un peu plus d'huile d'olive dans une poêle et faites cuire le tempeh pendant au moins 15 minutes, en le retournant, jusqu'à ce que les tranches soient brunes et croustillantes. Pendant ce temps, étalez le reste de la marinade sur le plat jusqu'à ce qu'il n'y en ait plus ; cela lui donnera un délicieux glaçage.

Préparez votre sandwich en prenant la mayonnaise, la laitue, la tomate et le tempeh et en les mettant tous ensemble. Et savourez !

Sandwich au tofu

Ingrédients

- Quatre tranches de pain
- Un demi-bloc de tofu ferme
- Un quart de tasse de mayo végétalienne
- Une cuillère à café de câpres
- Laitue, oignons ou autre garniture végétale
- Une demi-cuillère à café de curcuma
- Trois quarts de cuillère à café de poivre noir moulu
- Trois quarts de cuillère à café de sel
- Une cuillère à soupe de moutarde de Dijon

Préparation

Ajoutez tous les ingrédients, sauf le pain, la laitue et les garnitures végétales si vous les utilisez, et mélangez jusqu'à ce que le tofu se présente en morceaux ressemblant à des œufs.

Étalez le tout sur des tranches de pain et ajoutez les tomates ou les oignons ou tout autre légume que vous souhaitez ajouter. Les épinards sont également délicieux.

Roulés de tofu aux champignons

Ils peuvent être faits avec de la laitue ou des tortillas ordinaires, mais j'ai une préférence pour la laitue. Surtout parce qu'elle est si croquante et qu'elle a si bon goût ; elle est pleine de fibres. De plus, sachez que cette recette peut être épicée pour certaines personnes. Cette recette crée environ six tasses de garniture, donc le matin, vous pouvez simplement la mettre dans l'emballage de votre choix et la transporter au travail.

Ingrédients

- Deux cuillères à soupe de vinaigre de vin blanc
- Deux cuillères à soupe de sauce chili
- Deux cuillères à soupe de sauce soja
- Un morceau (2 cm) de gingembre
- Deux cuillères à soupe d'huile d'olive
- Deux gousses d'ail
- Laitue
- Trois tasses de champignons au choix
- Quatre cent grammes de tofu extra ferme

Préparation

Pressez le tofu selon les instructions. Hachez finement les champignons et hachez l'ail et le gingembre. Utilisez le réglage de la cuisinière à feu moyen pour faire chauffer l'huile dans une grande poêle.

Faites sauter le gingembre et l'ail, puis ajoutez la sauce chili. Au bout de deux minutes environ, ajoutez le tofu et les champignons. À l'aide d'une spatule, coupez le tofu en petits morceaux.

Ajoutez le vinaigre et la sauce soja, et pendant les 8 à 10 minutes suivantes, continuez à remuer. Retirez la poêle du feu et mélangez généreusement. Conservez-la au réfrigérateur, mais lorsque vous êtes prêt, étalez le mélange à la cuillère sur le roulé que vous avez choisi, ainsi que les autres garnitures de votre choix. Il peut s'agir d'avocats, d'oignons verts et de graines de sésame, tout ce que vous souhaitez.

<u>Bols de quinoa aux légumes grillés</u>

Ingrédients

- Trois tasses de chou-fleur
- Deux gousses d'ail hachées
- Quatre cuillères à soupe d'huile d'olive
- Une cuillère à café de sel
- Une cuillère à café de poivre noir
- Une demi-cuillère à café de paprika
- Un quart de cuillère à café de poudre de chili
- Une demi-cuillère à café de gingembre en poudre
- Une tasse de quinoa séché
- Trois tasses de patate douce en dés
- Trois tasses de brocoli, haché

Préparation

Préchauffez le four à 220 °C. Une chose importante à retenir est que vous devez garder les patates douces et le chou-fleur et le brocoli séparés, car les patates douces prendront plus de temps à rôtir.

Mélangez-les dans des bols séparés avec les différentes épices et l'huile de façon homogène. N'utilisez pas l'ail sur les patates douces. Ajoutez les patates douces sur une plaque de cuisson, puis passez au brocoli et au chou-fleur. Ajoutez-les, ainsi que l'ail (haché), l'huile et l'assaisonnement, puis mélangez le tout. Ajoutez-les sur une autre plaque de cuisson.

Placez les deux plaques dans le four et réglez la minuterie sur 30 minutes. Arrêtez-vous à la moitié du temps pour retourner certains légumes. Une fois les 30 minutes écoulées, sortez les brocolis et les choux-fleurs et ajoutez 30 minutes supplémentaires pour les patates douces.

Pendant que les légumes rôtissent, préparez le quinoa et la sauce. Pensez à ajouter des épices au quinoa pour lui donner plus de saveur.

Répartissez ce repas dans quatre récipients à déguster au cours des prochains jours, mélangez les légumes comme vous le souhaitez, mais gardez la sauce à part jusqu'au moment de manger. Lorsque le moment est venu, il suffit de verser le reste et de savourer !

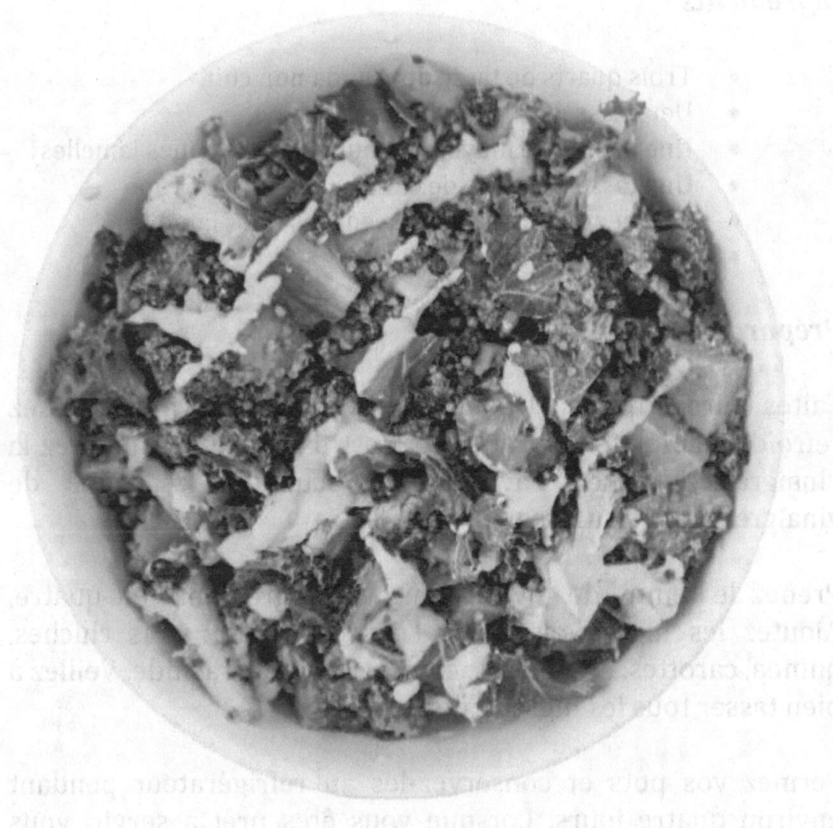

Salade de pois chiches à la thaïlandaise

Cette recette permet de préparer environ quatre salades. Elle est prête en moins de 25 minutes, et avec sa délicieuse vinaigrette aux arachides et tous les éléments nutritifs que vous apportent le quinoa, les courgettes, les carottes et le chou, elle deviendra un de vos plats préférés.

Ingrédients

- Trois quarts de tasse de quinoa non cuit
- Deux tasses de pois chiches
- Une courgette moyenne, coupée en très fines lamelles
- Une tasse et demie de chou violet ou vert, râpé
- Une demi-carotte, coupée en très fines lamelles
- Vinaigrette aux arachides

Préparation

Faites cuire le quinoa. Une fois que vous avez terminé, laissez refroidir complètement et, si ce n'est pas déjà fait, fouettez la vinaigrette. Mettez environ deux cuillères à soupe de vinaigrette dans quatre bocaux.

Prenez le temps de diviser tous vos ingrédients en quatre. Ajoutez les ingrédients dans l'ordre suivant : pois chiches, quinoa, carottes, courgettes, chou et sauce d'arachide. Veillez à bien tasser tous les ingrédients.

Fermez vos pots et conservez-les au réfrigérateur pendant environ quatre jours. Lorsque vous êtes prêt à servir, vous pouvez manger directement dans le bocal (il suffit de le renverser pour que la vinaigrette soit enrobée par tous les ingrédients) ou le secouer dans un bol et le mélanger.

Salade de patate douce

Si vous êtes un fan des patates douces, vous adorerez celle-ci. Quelques lentilles permettent d'ajouter des protéines ; cette recette permet de préparer quatre salades et se conserve environ quatre jours au réfrigérateur.

Ingrédients

- Une boîte de 300 g de maïs en grains
- Une boîte de 500 g de lentilles brunes
- Un poivron rouge, coupé en très fines lamelles
- Une cuillère à soupe d'huile d'olive
- Une demi-cuillère à café de poudre de chili
- 6 tasses de patates douces coupées en cubes

Préparation

La température du four doit être de 220 °C. Répartissez les cubes de patate douce sur une plaque de cuisson, avant de les mélanger à l'huile et à la poudre de chili. Faites-les rôtir pendant 30 minutes en vous arrêtant à mi-chemin pour les retourner et les remuer.

Pendant ce temps, égouttez les lentilles et le maïs, et conservez-les dans des bols séparés. Sortez les patates douces une fois qu'elles sont cuites et laissez-les refroidir complètement.

Placez quatre bocaux et mettez les ingrédients dans l'ordre suivant : vinaigrette, lentilles, grains de maïs, cubes de patate douce et quelques tranches de poivrons.

Ces salades se conservent jusqu'à quatre jours au réfrigérateur. Lorsque vous êtes prêt à les déguster, il suffit de les secouer pour enrober tous les ingrédients de la vinaigrette, puis de les mettre dans un bol. N'hésitez pas à les manger aussi directement dans le bocal.

DÎNER

Le dîner est le repas que vous attendez également avec impatience toute la journée. Nous avons tous été ce petit enfant qui attend qu'un parent nous prépare un repas, qui attend dans le salon et qui ne fait que sentir les délicieuses odeurs qui émanent de la cuisine. Nos dîners doivent être chauds et nourrissants, réconfortants et délicieux.

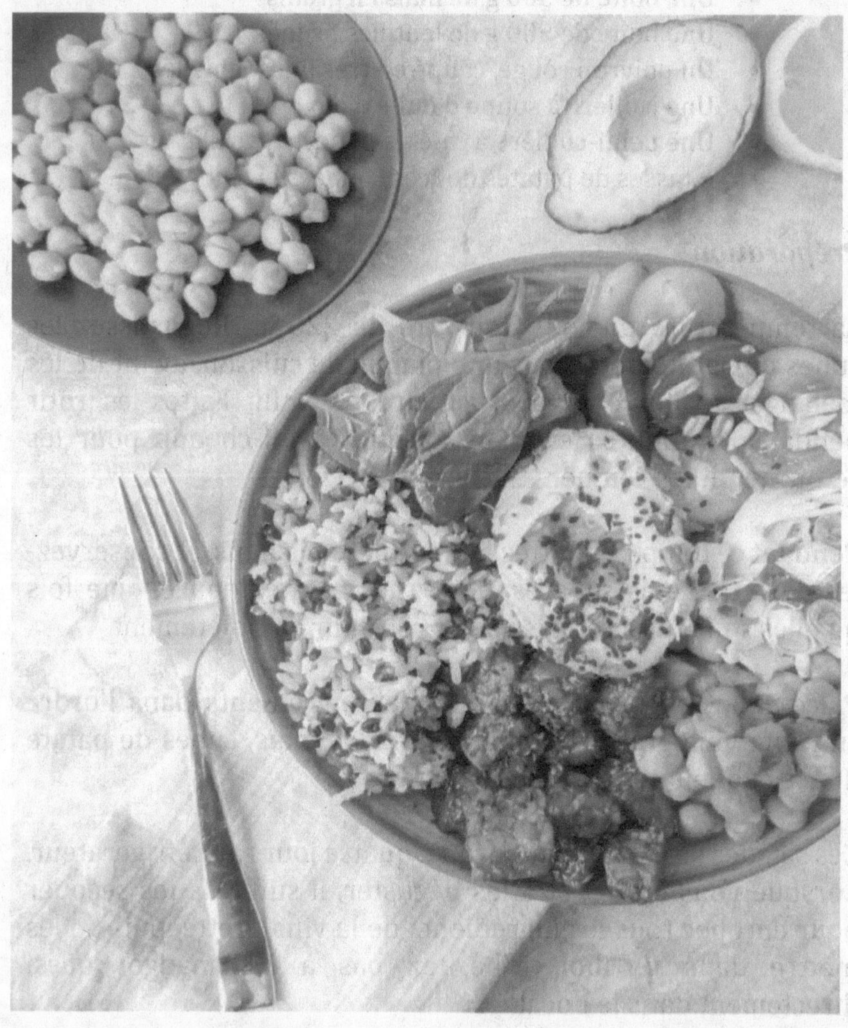

<u>Bols à burrito de quinoa</u>

Cette recette est si rafraîchissante et si agréable à manger après une longue journée, car vous savez que vous avez un repas plein d'éléments nutritifs. Elle est également parfaite pour la préparation des repas ; vous pouvez préparer environ 5 repas en 20 minutes, soit 5 dîners.

Ingrédients

- Trois tasses de quinoa cuit
- Une demi-tasse de coriandre, hachée
- Une tasse de maïs frais/congelé
- Une boîte de 400 g de haricots noirs
- Jus d'un citron vert
- Deux têtes de laitue romaine
- Une demi-tasse de salsa
- Trois avocats
- Une cuillère à café de cumin
- Une demi-cuillère à café de sel

Préparation

Les haricots noirs doivent être rincés et égouttés. Dans un bol, mettez le quinoa, les haricots, le maïs, la coriandre, le jus de citron vert, le cumin et le sel. Mélangez bien le tout.

Répartissez la salade dans 5 récipients. Prenez la laitue romaine et hachez-la. Ajoutez deux tasses à chaque récipient. Puis, dans chaque récipient, ajoutez deux cuillères à soupe de salsa et un demi-avocat.

Il vous en restera un ; n'hésitez pas à l'emballer et à le conserver au réfrigérateur, ou à l'utiliser dans autre chose. Si vous le souhaitez, vous pouvez utiliser d'autres quartiers de coriandre ou de citron vert comme garniture. Ces repas se conserveront 5 jours au réfrigérateur et se dégusteront froid.

Goulasch aux champignons

Le goulasch, une soupe d'origine hongroise, est la chose parfaite à manger à la fin d'une journée froide. De plus, cette recette est facile à réaliser en quelques étapes et ne demande que très peu d'efforts. Vous pouvez en faire un pot au début de la semaine et l'utiliser comme sauce pour les pâtes, sur du riz ou du quinoa, ou tout simplement seule.

Ingrédients

- Cinq brins de thym frais
- Une cuillère à café de poudre d'ail
- Une cuillère et demie de paprika
- Neuf cents grammes de champignons, blancs ou bruns
- Deux cuillères à soupe d'huile d'olive
- Deux tasses de bouillon de légumes
- Une boîte de tomates en dés
- Un piment rouge, haché
- Un demi-oignon, finement coupé
- Sel au goût

Préparation

Dans une grande poêle, versez une cuillère à soupe d'huile d'olive. Ensuite, préparez les oignons et faites-les revenir pendant environ quatre minutes jusqu'à ce qu'ils commencent à ramollir.

Ajoutez ensuite le poivron rouge. Le poivron et l'oignon vont commencer à caraméliser, et cela devrait prendre environ 5 minutes. Une fois cette opération terminée, retirez de la poêle et mettez de côté. Vous aurez besoin de la poêle pour l'étape suivante.

Faites chauffer l'autre cuillère à soupe d'huile d'olive et ajoutez les champignons. Remuez constamment, jusqu'à ce que la plus grande partie de l'eau se soit évaporée et que les champignons aient rétréci et soient devenus mous. Environ 5 à 7 minutes. Saupoudrez de sel et de poudre d'ail.

Ajoutez à nouveau le mélange de poivrons et d'oignons, ainsi que les tomates, le bouillon de légumes, le paprika et le thym. Remuez jusqu'à ce que le tout soit bien mélangé et portez à ébullition.

Une fois que le mélange a bouilli, prenez un couvercle et couvrez la poêle. Réduisez le feu à faible intensité et laissez mijoter pendant environ 20 minutes.

Il y a environ six portions de soupe ici, et elle se conservera environ 5 jours au réfrigérateur. À déguster sur des pâtes ou des céréales, ou même tout seul !

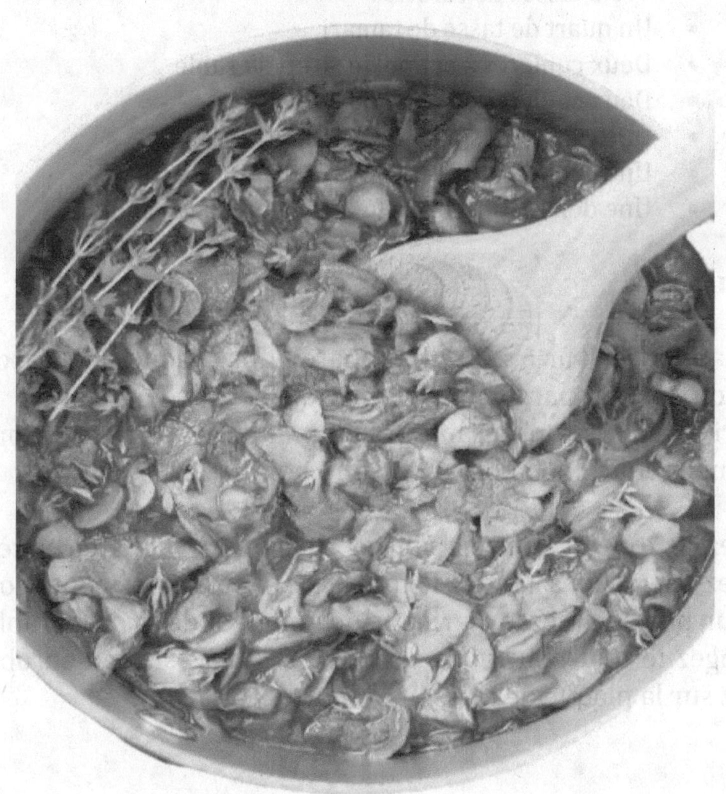

<u>Sauté de légumes</u>

J'aime tellement les sautés ! C'est l'un de mes dîners préférés de tous les temps, surtout parce que c'est si facile. Il suffit de sortir ce qui est dans le frigo et de le jeter dans une poêle. Mais celui-ci est légèrement différent, car il est fait dans une poêle à frire dans le four. Elle est idéale pour préparer les repas et nécessite moins de temps passé au four. Cette recette permet de préparer trois ou quatre repas, donc elle est parfaite pour la préparation des repas.

Ingrédients

- Un paquet de tofu
- Trois tasses de pois mange-tout
- Trois tasses de carottes
- Un quart de tasse de tamari
- Deux cuillères à soupe de sirop d'érable
- Deux cuillères à soupe d'eau
- Une cuillère à soupe de graines de sésame
- Une cuillère à café de flocons de piment rouge
- Une demi-cuillère à café de gingembre en poudre

Préparation

Préchauffez le four à 200 °C. Préparez une plaque de cuisson avec du papier parchemin et mettez-la de côté. Ajoutez le tamari, l'eau, le sirop d'érable, les graines de sésame, les flocons de piment et le gingembre en poudre et fouettez le tout.

Retirez le tofu de son emballage et égouttez l'eau en excès. Coupez-le en cubes. Mettez le tofu, les carottes et les petits pois dans un bol et versez la marinade de tamari et de sirop d'érable. Mélangez le tout pour vous assurer que tout est bien enrobé. Étalez sur la plaque de cuisson préparée.

Faites cuire pendant 30 à 35 minutes, en vous arrêtant à mi-chemin pour retourner. Lorsque vous êtes prêt à manger, servez avec du quinoa, du riz ou des nouilles de riz.

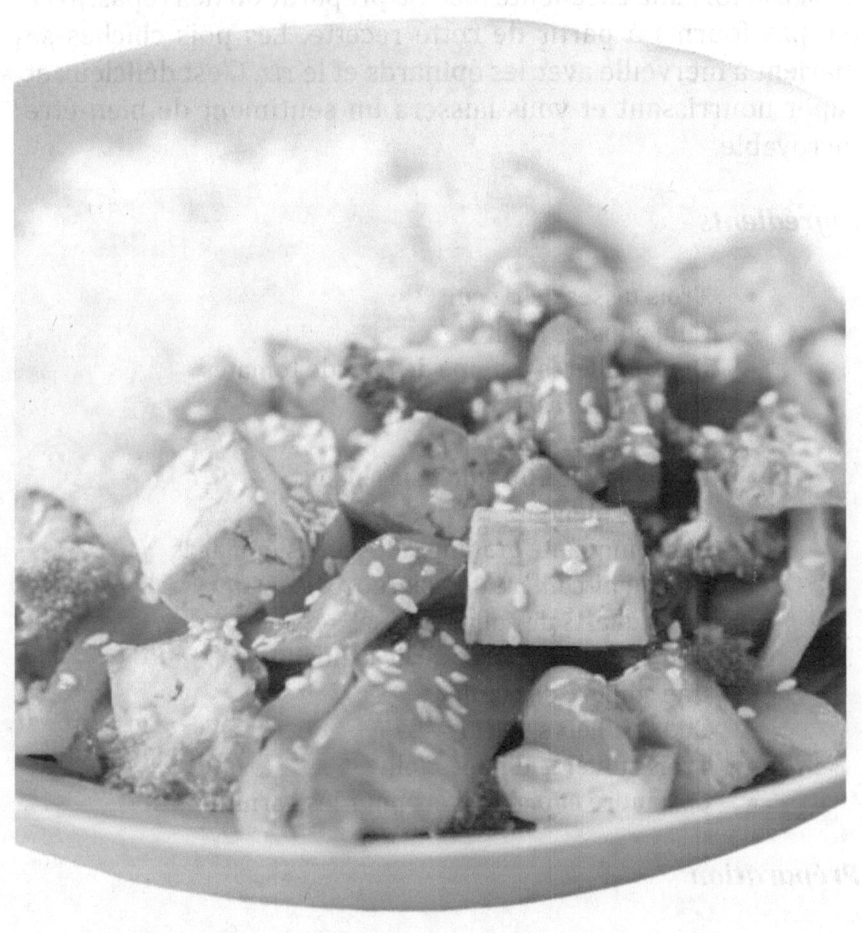

Curry de pois chiches aux épinards

C'est à la fois une excellente idée de préparation des repas, avec 6 repas fournis à partir de cette recette. Les pois chiches se marient à merveille avec les épinards et le riz. C'est délicieux et super nourrissant et vous laissera un sentiment de bien-être incroyable.

Ingrédients

- Trois tasses de riz cuit
- Cinq gousses d'ail
- Deux cuillères à soupe de pâte de tomates
- Trois cuillères à soupe d'eau
- Jus d'un demi-citron
- Une boîte de 400 g de pois chiches
- Un gros oignon
- Cent cinquante grammes de jeunes épinards
- Une demi-cuillère de poivre
- Trois quarts de cuillère de sel
- Une demi-cuillère à café de cannelle
- Une cuillère de cumin
- Deux cuillères de curry
- Trois cuillères d'huile d'olive
- Coriandre et oignon vert pour les garnitures

Préparation

Prenez trois gousses d'ail, hachez-les et, avec une cuillère à café d'huile d'olive, mélangez-les dans une grande poêle. Faites cuire pendant environ deux minutes ; elle doit être très parfumée. Ajoutez les épinards et laissez cuire jusqu'à ce que les épinards se fanent. Cela ne prendra pas beaucoup de temps, seulement deux minutes environ.

Ensuite, ajoutez le jus de citron et un quart de cuillère à café de sel. Faites cuire jusqu'à ce que les épinards soient complètement fanés et enrobés. Retirez-les et mettez-les de côté.

Dans la même poêle, versez deux cuillères d'huile. Ajoutez dans la poêle le reste de l'ail haché avec les oignons. Faites cuire jusqu'à ce qu'ils soient translucides et tendres.

Ajoutez les pois chiches, la pâte de tomates et les épices, et déplacez pour mélanger les mélanges. Ajoutez de l'eau dans la poêle lorsque l'humidité à l'intérieur commence à s'assécher. Ajoutez du sel et du poivre, mélangez le tout et laissez cuire pendant trois minutes supplémentaires.

Préparez les bols en répartissant le riz brun, le mélange de pois chiches et le mélange d'épinards entre eux.

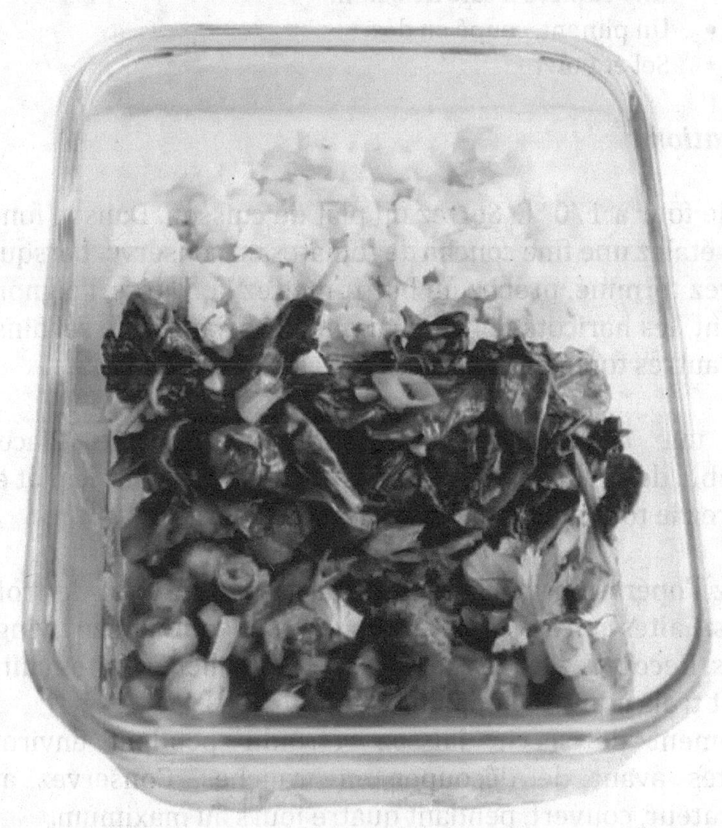

Casserole de courge musquée

Si facile à réaliser, cette casserole est superposée à la perfection et offre un mélange de saveurs mexicaines.

Ingrédients

- Une boîte de 400 g de tomates en dés
- Une boîte de 400 g de haricots noirs, égouttés et rincés
- Trois cuillères à soupe d'oignon, coupées en dés
- Deux tasses de courge musquée, coupée en cubes
- Une tasse de coriandre fraîche
- Un quart de tasse de fromage végétalien (facultatif)
- Trois tortillas végétaliennes
- Une cuillère à café de cumin
- Un piment, coupé en dés
- Sel et poivre

Préparation

Régler le four à 170 °C. Sortez un plat de cuisson. Dans le fond du plat, étalez une fine couche de tomates en conserve. Lorsque vous avez terminé, prenez un bol et mettez la courge, l'oignon, le piment, les haricots noirs, le cumin, la coriandre, le sel ainsi que les autres tomates. Mélangez tous les ingrédients.

Prenez une des tortillas et coupez-la en quatre. Placez l'ensemble des quartiers sur le fond de la tomate dans le plat et recouvrez le tout d'un peu de mélange de courges.

Répétez l'opération deux fois, ce qui donne un total de trois couches. Faites cuire la casserole au four pendant quinze à vingt minutes. Recouvrez le plat de fromage végétalien et faites cuire pendant trois minutes supplémentaires.
Au moment de servir, laissez refroidir pendant environ 5 minutes avant de découper en tranches. Conservez au réfrigérateur, couvert, pendant quatre jours au maximum.

Steak de tofu aux abricots

Il peut être servi avec du quinoa et quelques haricots verts. N'hésitez pas à remplacer ces légumes par ce que vous voulez. C'est plein de protéines et totalement délicieux.

Ingrédients

- Un demi-concombre
- Un demi-abricot
- Deux cuillères à soupe de vinaigre de vin de riz
- Deux cuillères à soupe de vinaigre balsamique
- Un bloc de 450 g de tofu extra ferme
- 8 tasses de haricots verts, parés
- Deux tasses de quinoa, cuit
- Une cuillère et demie de sirop d'érable

Préparation

Pressez le tofu, avant de le couper en tranches d'un centimètre. Dans un plat, mettez les tranches de tofu à l'intérieur, et dans un autre bol, mélangez le vinaigre balsamique, une cuillère à café de sirop d'érable et le vinaigre de vin de riz. Couvrez le plat et mettez au réfrigérateur pendant 30 minutes. Au bout de quinze minutes, retournez le tofu pour vous assurer qu'il est bien enrobé des deux côtés.

Pendant ce temps, râpez l'abricot et le concombre avec une râpe à fromage et placez-les dans un bol. Ajoutez la moitié de la cuillère à soupe de sirop d'érable et remuez pour bien l'enrober. Mettez au réfrigérateur.

Si vous utilisez des haricots, préparez-les en remplissant une grande casserole d'eau bouillante et en les faisant cuire pendant environ trois à cinq minutes.

Prenez une casserole et mettez-la sur la cuisinière, à feu moyen. Vous pouvez aussi utiliser un grill si vous souhaitez vraiment obtenir l'effet steak. Sortez le tofu du réfrigérateur et faites cuire les tranches dans une poêle, environ six minutes de chaque côté.

Maintenant que vous avez terminé, prenez quatre récipients et répartissez le quinoa, les haricots verts et le tofu entre eux. Conservez-les au réfrigérateur pendant 5 jours.

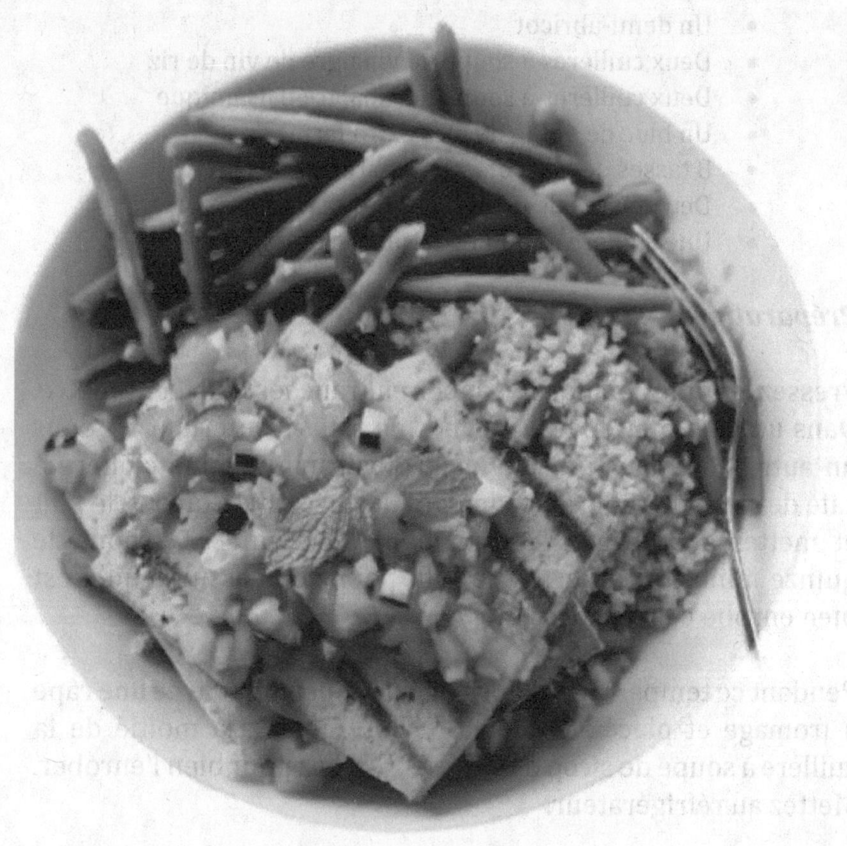

Sushi à l'avocat et à la mangue

Le sushi est sain, frais et il a bon goût parce qu'on y met ce qu'on souhaite. J'ai inclus ma combinaison préférée, avocat et mangue, ici.

Ingrédients

- Un morceau d'avocat, finement tranché
- Un morceau de chou, finement tranché
- Un morceau de concombre, finement coupé
- Un morceau de mangue, finement tranché
- Un morceau de carotte, finement tranché
- Un morceau de chou-fleur, moulu en riz
- Feuilles d'algues Nori pour sushis
- Un verre d'eau (à avoir sous la main)

Préparation

Sur une surface plane comme une planche à découper, disposez votre feuille d'algues pour sushi. Posez une très fine couche de riz de chou-fleur par-dessus, et ne couvrez qu'environ deux tiers de la feuille. Le chou, les concombres, les carottes, l'avocat et la mangue suivront et feront de même.

Maintenant, il est temps de rouler. En commençant par le bord de la feuille le plus proche de vous, commencez à rouler doucement les sushis. Faites attention, sinon il pourrait se déchirer.

Une fois le roulage terminé, trempez votre doigt dans le verre d'eau et mouillez le bord de la feuille d'algue à l'endroit où le roulage se fait. Cela permet de sceller efficacement le rouleau et de ne pas le faire tomber. Disposez soigneusement le sushi et, à l'aide d'un couteau (assurez-vous qu'il est bien aiguisé), coupez-le en morceaux semblables à des pièces de monnaie. Dégustez avec de la sauce soja.

SNACKS

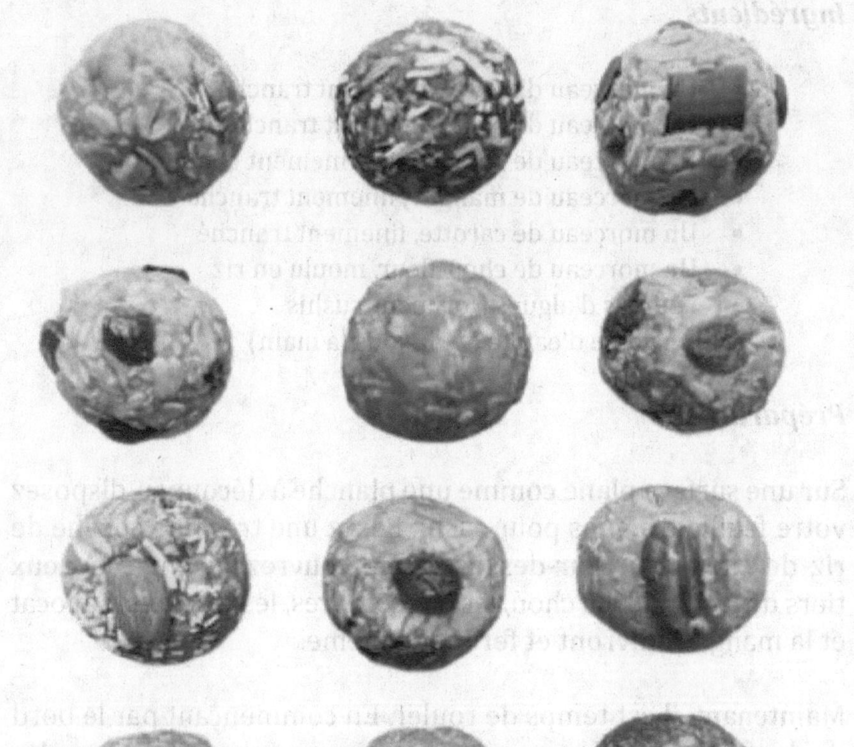

Chips de pommes à la cannelle

C'est un en-cas parfait à préparer à l'avance et à emporter sur la route avec vous. Vous n'avez pas besoin de déshydrateur, et il n'y a pas de sucre ajouté.

Ingrédients

- Deux pommes
- Cannelle

Préparation

Réglez le four à 200 °C et recouvrez une plaque de cuisson de papier cuisson.

Épépinez les pommes, soit avec un couteau, soit avec un vide-pomme. Coupez les pommes en fines tranches et étalez-les sur la plaque de cuisson. Saupoudrez-les d'autant ou d'aussi peu de cannelle que vous le souhaitez (ou une autre épice).

Gardez-les au four pendant une heure. Sortez-les, retournez-les, puis faites-les cuire pendant une autre heure. Laissez-les refroidir complètement avant de les conserver.

Conservez-les dans un récipient fermé pendant trois jours.

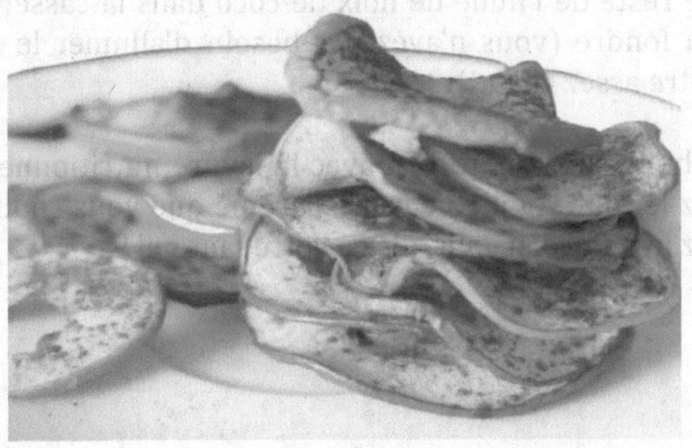

Pop-corn

Ingrédients

- Une demi-tasse de grains de maïs soufflé
- Quatre cuillères à soupe d'huile de noix de coco
- Une cuillère à soupe de levure nutritionnelle
- Assaisonnements tels que sel, cannelle, noix de muscade, poivre noir, piment, au choix

Préparation

Prenez une grande marmite et mettez-la sur un feu moyen. Ajoutez une cuillère à soupe d'huile de noix de coco et trois grains de maïs. Mettez un couvercle sur votre marmite.

Écoutez le bruit des grains qui éclatent, cela signifie qu'ils sont assez chauds pour faire du pop-corn. Mettez le reste des grains dans la casserole et remettez le couvercle. Le pop-corn devrait démarrer très rapidement, alors commencez à secouer le pot pour éviter qu'il ne brûle, tout en le gardant fermé.

Quand le pop-corn se calmera, retirez-le du feu et versez le pop-corn dans un bol.

Maintenant, il est temps de s'amuser avec les garnitures ! Versez le reste de l'huile de noix de coco dans la casserole et laissez-la fondre (vous n'avez pas besoin d'allumer le feu, il devrait être assez chaud).

Versez l'huile sur le pop-corn avec la levure nutritionnelle, et mélangez le tout. Ajoutez ensuite l'arôme que vous souhaitez. Mélangez le pop-corn, puis allez à votre fauteuil !

Rouleaux aux fruits

Ingrédients

- Deux tasses du fruit de votre choix
- Deux cuillères à soupe de miel
- Deux cuillères à soupe de jus de citron

Préparation

Réglez votre four au niveau le plus bas possible (généralement entre 60 et 80 °C).

Tapissez un moule ou une plaque de cuisson avec du papier sulfurisé (veillez à ce qu'il ait des côtés). Mettez les fruits dans un robot ménager ou un mixeur. Mixez à puissance élevée jusqu'à obtenir un mélange lisse, et ajoutez le miel et le jus de citron.

Versez le tout sur une plaque de cuisson préparée. Étalez-le jusqu'à ce qu'il ait environ un demi centimètre d'épaisseur. Mettez-le au four et faites-le cuire pendant environ 6 heures, ou jusqu'à ce que le milieu ne soit plus collant.

Sortez du four et laissez-le refroidir complètement. Vous aurez besoin de ciseaux pour cela ; coupez les bords, puis découpez en bandes de 2 cm de large, avant de découper le papier sulfurisé de la même manière. Enveloppez avec les bandes de papier sulfurisé. Vous pouvez utiliser du ruban adhésif pour sceller. Celles-ci dureront longtemps dans un récipient scellé, au moins un mois.

<u>Pois chiches croustillants</u>

Ingrédients

- Une boîte de 350 g de pois chiches
- Deux cuillères à soupe d'huile d'olive
- Sel et poivre

Préparation

Régler le four à 230 °C. Placez une plaque de cuisson et recouvrez de papier cuisson.

Égouttez et rincez les pois chiches, puis étalez-les sur une surface plane. Séchez-les avec un torchon propre ou du papier absorbant. Lorsqu'ils sont bien secs, versez-les dans un bol, avec de l'huile d'olive, du sel et du poivre. Si vous souhaitez ajouter d'autres épices, c'est le moment.

Une fois que les grains sont complètement enrobés, étalez-les sur la plaque de cuisson préparée. Faites cuire au four pendant 30 à 40 minutes. Ils sont cuits lorsqu'ils sont dorés et doivent être croquants.

Vous devez surveiller attentivement, surtout vers la fin, car ils peuvent brûler très rapidement. Retirez-les et laissez-les refroidir. Fermez-les dans un récipient hermétique et dégustez-les dans les jours qui suivent.

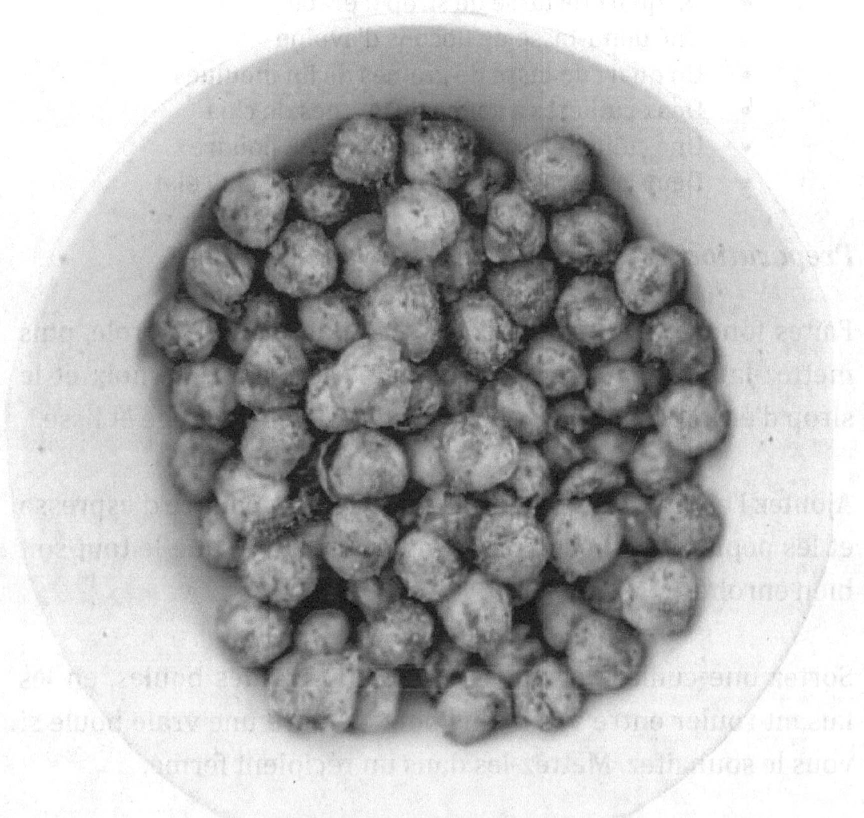

Bouchées énergétiques sans cuisson

Ingrédients

- Une cuillère à soupe d'huile de noix de coco
- Un tiers de tasse de beurre de noix au choix
- Un quart de tasse de sirop d'érable
- Une demi-tasse de flocons d'avoine
- Un quart de tasse de graines de lin moulues
- Deux cuillères à soupe de graines de chia
- Une cuillère à soupe d'espresso en poudre
- Deux cuillères à soupe de pépites de chocolat

Préparation

Faites fondre l'huile de noix de coco dans une casserole, puis mettez-la dans un grand bol. Ajoutez le beurre de noix et le sirop d'érable jusqu'à ce que le tout soit bien mélangé et lisse.

Ajoutez l'avoine, les graines de chia, le lin, la poudre d'espresso et les pépites de chocolat. Mélangez jusqu'à ce que le tout soit bien enrobé.

Sortez une cuillère et utilisez-la pour faire des boules, en les faisant rouler entre vos mains pour en faire une vraie boule si vous le souhaitez. Mettez-les dans un récipient fermé.

Vous pouvez les conserver au réfrigérateur pendant environ une semaine et au congélateur pendant trois mois.

Bouchées énergétiques à l'amande

Ingrédients

- Une cuillère à soupe d'huile de noix de coco
- Un tiers de tasse de beurre de noix au choix
- Un quart de tasse de sirop d'érable
- Une demi-tasse plus deux cuillères à soupe de flocons d'avoine
- Un quart de tasse de graines de lin moulues
- Deux cuillères à soupe de graines de chia
- Un quart de tasse de myrtilles séchées
- Un quart de tasse d'amandes tranchées ou hachées

Préparation

Faites fondre l'huile de noix de coco dans une casserole, puis mettez-la dans un grand bol. Ajoutez le beurre de noix et le sirop d'érable jusqu'à ce que le tout soit bien mélangé et lisse.

Ajoutez l'avoine, les graines de chia, le lin, les myrtilles et les amandes. Mélangez jusqu'à ce que le tout soit bien enrobé. Sortez une cuillère et utilisez-la pour faire des boules, en les faisant rouler entre vos mains pour en faire une vraie boule si vous le souhaitez.

Mettez-les dans un récipient fermé. Vous pouvez les conserver au réfrigérateur pendant environ une semaine et au congélateur pendant trois mois.

DESSERT

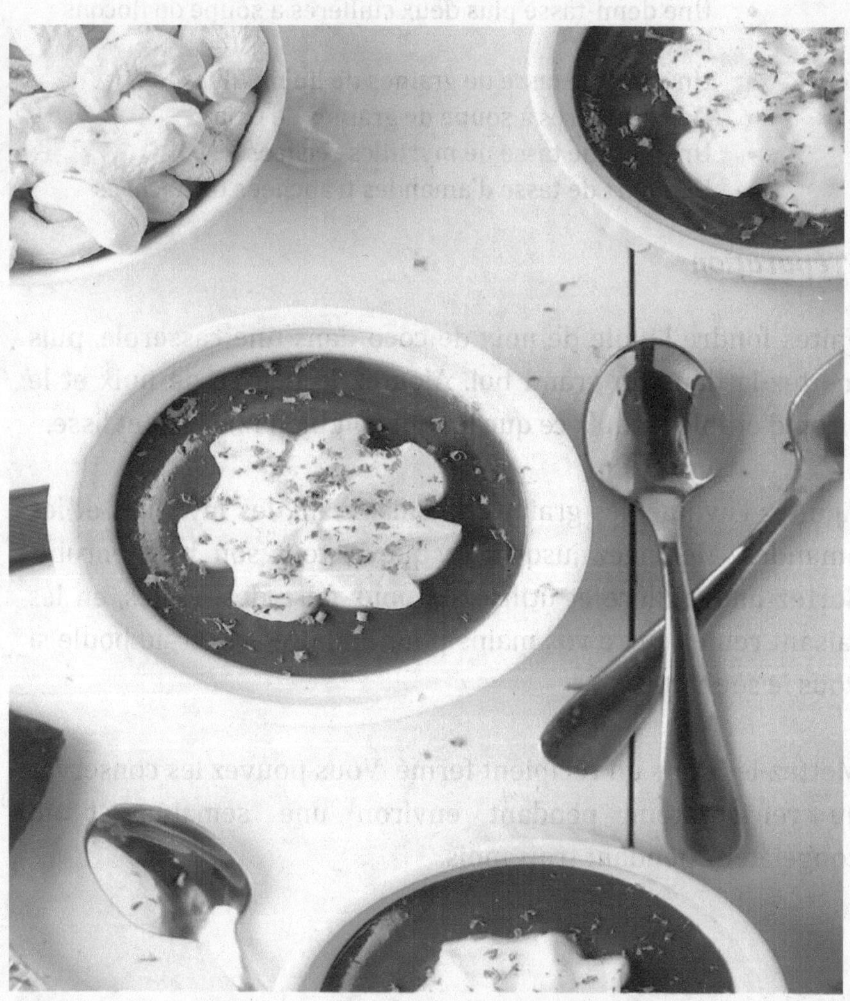

<u>Brownies végétaliens</u>

Ingrédients

- Une demi-tasse de beurre non laitier
- Trois quarts de tasse de sucre de canne biologique
- Deux cuillères à soupe de farine de graines de lin
- Cinq cuillères à soupe d'eau
- Une cuillère à café d'extrait de vanille
- Un quart de cuillère à café de sel
- Trois quarts de cuillère à café de levure chimique
- Une demi-tasse de cacao en poudre
- Trois quarts de tasse de farine tout usage non blanchie

Préparation

Réglez votre four à 170 °C. Prenez un moule à muffins et vaporisez environ 8 supports à muffins avec de l'aérosol de cuisson. Vous pouvez également utiliser des moules à petits cakes. Mettez les graines de lin et l'eau dans un bol et fouettez-les ensemble, avant de les laisser reposer pendant 5 minutes.

Pendant ce temps, prenez le beurre et faites-le fondre au micro-ondes. Ajoutez ensuite le mélange de graines de lin, le sucre, la vanille, la levure chimique, le sel et le cacao en poudre. Remuez jusqu'à ce que le tout soit mélangé et ajoutez la farine. Si vous avez l'intention d'ajouter autre chose, comme des noix ou des pépites de chocolat, c'est le moment. Environ une demi-tasse devrait suffire.

Répartissez la pâte de manière égale dans 8 moules à muffins, en les gardant remplis aux trois quarts. Faites cuire au four pendant 20 à 25 minutes environ. Vérifiez à l'aide d'une fourchette, et quand ils seront cuits, la pâte se détachera des côtés. Retirez-les du four. Vous devez les laisser reposer pendant 5 à 10 minutes avant de les placer sur une grille de refroidissement.

Conservez-les dans un récipient hermétique environ trois jours au réfrigérateur, mais vous pouvez les congeler jusqu'à un mois.

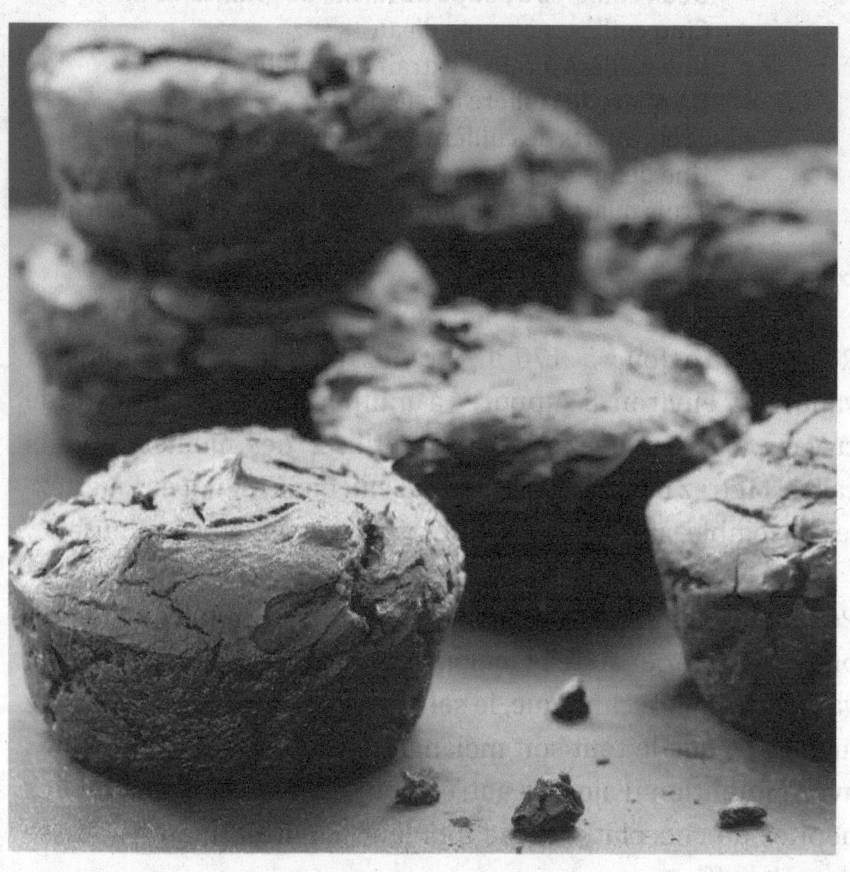

Glace à la banane grillée

Ingrédients

- Cinq bananes très mûres
- Deux cuillères à café de cannelle moulue
- Une demi-tasse de lait de coco entier
- Une tasse et demie de lait d'amande non sucré
- Une cuillère à café d'extrait de vanille
- Une demi-tasse de cacao brut ou de chocolat brut broyé
- Sirop d'érable, pour servir

Préparation

Préchauffez le four à 175 °C. Tapissez une plaque à pâtisserie de papier cuisson et mettez-la de côté.

Coupez les bananes en morceaux de 2 à 3 cm et étalez-les sur la plaque préparée.

Saupoudrez les bananes de cannelle. Faites cuire au four pendant 30 minutes, en les retournant une fois à mi-cuisson, jusqu'à ce que les bananes soient brunes et tendres. Sortez-les du four et laissez-les refroidir complètement, 30 à 45 minutes.

Mélangez les bananes, le lait de coco, le lait d'amande et la vanille dans un mixeur et mixez jusqu'à obtenir une pâte lisse. Goûtez et ajoutez de la cannelle ou un peu d'édulcorant, si vous le souhaitez. Ajoutez les pointes de cacao et remuez à la cuillère.

Versez le mélange de crème glacée dans un bol allant au congélateur et mettez-le au congélateur pendant environ 3 heures, en mélangeant bien toutes les 30 minutes. Mettez dans des bols, arrosez de sirop d'érable et dégustez !

Mousse au chocolat et à l'avocat

Ingrédients

- Deux gros avocats mûrs
- Une banane mûre
- Six dattes Medjool, trempées dans de l'eau chaude pendant 10 minutes
- Trois cuillères à soupe de beurre d'amande crémeux
- Un tiers de tasse de cacao brut en poudre
- Deux cuillères à soupe de sirop d'érable ou de miel
- Baies fraîches, flocons de noix de coco et graines de chia, pour servir

Préparation

Mélangez tous les ingrédients dans un mixeur ou un robot ménager et mixez jusqu'à ce que le mélange devienne lisse et crémeux, environ une minute.

Versez dans des petits bols ou des pots et garnissez de flocons de noix de coco non sucrés, de fruits de saison comme des baies, et d'un peu de graines de chia pour plus de croquant si vous le souhaitez. Savourez !

Les restes se conservent au réfrigérateur pendant 2 à 3 jours.

Mousse au chocolat et à l'avocat

Ingrédients

- Une petite banane, mûre
- Un demi-avocat
- Une poignée de glace (environ 6 gros cubes)
- Un tiers de tasse de lait d'amande
- Trois cuillères à soupe de poudre de cacao
- Une cuillère à soupe de sirop d'érable
- Pépites de chocolat ou éclats de noix de coco pour la garniture

Préparation

Pelez la banane et l'avocat et passez-les au mixeur.

Ajoutez la glace, le lait d'amande et la poudre de cacao et mélangez jusqu'à obtenir une texture lisse.

Ajoutez un édulcorant, si vous le souhaitez.

Ajoutez d'autres garnitures si vous le souhaitez !

Truffes aux framboises fraîches

Ingrédients

- Six cuillères à soupe de lait de coco entier
- 170 g de chocolat doux-amer, finement haché
- 170 g de framboises fraîches, égouttées
- Deux cuillères à soupe de poudre de cacao non sucrée

Préparation

Tapissez une plaque de cuisson de papier sulfurisé.

Faites mijoter le lait de coco dans une petite casserole à feu moyen. Retirez du feu et ajoutez le chocolat en remuant avec une spatule en caoutchouc.

Une fois que le mélange de chocolat est lisse, ajoutez les framboises 6 à la fois. Utilisez la spatule pour remuer le chocolat et enrober les framboises, puis utilisez 2 fourchettes pour retirer chaque framboise, en transférant d'une fourchette à l'autre pour laisser l'excédent de ganaches s'égoutter. Posez les framboises sur le papier sulfurisé et répétez l'opération jusqu'à ce que toutes les framboises soient enrobées.

Mettez les truffes au réfrigérateur jusqu'à ce qu'elles soient fermes, environ une heure, puis placez la poudre de cacao dans un sachet à fermeture éclair. Mettez les truffes dans le sachet avec la poudre de cacao et remuez pour les enrober. Retirez les truffes du sachet en secouant l'excédent de poudre de cacao.

Remettez les truffes au réfrigérateur jusqu'au moment de servir, jusqu'à 2 jours.

<u>Carrés d'avoine aux pistaches</u>

Ingrédients

- Une tasse de pistaches écalées crues
- Une tasse de flocons d'avoine
- Une demi-cuillère à café de sel
- Un quart de tasse de sirop d'érable
- Deux cuillères à soupe d'huile d'olive
- Un tiers de tasse de flocons de noix de coco non sucrés
- Une poignée supplémentaire de pistaches hachées pour la garniture

Préparation

Préchauffez le four à 170 °C et recouvrez un moule carré de papier sulfurisé. Dans un robot ménager avec la lame en S, mixez les pistaches, l'avoine et le sel pendant environ 30 secondes, jusqu'à ce qu'un pain commence à se former. Ajoutez le sirop d'érable et l'huile d'olive pendant que le moteur tourne encore et le pain commence à s'assembler pour former une pâte friable et presque humide.

Pressez la pâte uniformément dans le moule et recouvrez-la de flocons de noix de coco et des pistaches restantes. Faites cuire au four pendant 10 à 12 minutes jusqu'à ce que la noix de coco soit bien dorée et que la pâte soit bien cuite.

Retirez délicatement la pâte refroidie du moule en tenant deux côtés du papier sulfurisé. Coupez-la en carrés. Versez un peu de sirop d'érable sur le dessus pour plus de douceur, si vous le souhaitez. Conservez les carrés dans un récipient fermé pendant une semaine au maximum.

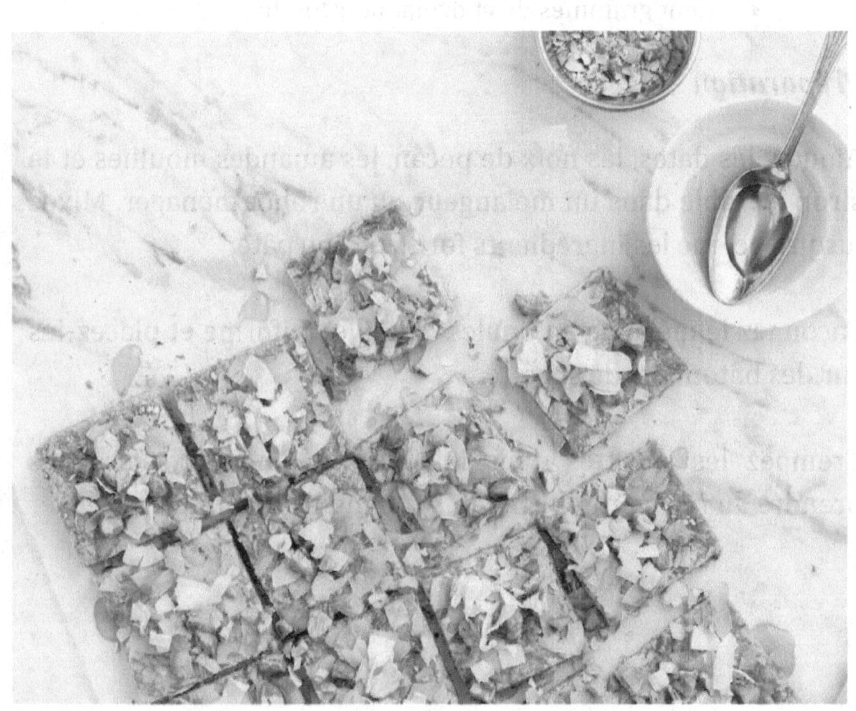

Pop cakes vegan

Ingrédients

- Une tasse de dattes Medjool dénoyautées
- Deux tiers de tasse de noix de pécan
- Une tasse d'amandes moulues
- Une cuillère à soupe de sirop d'érable
- Cent grammes de chocolat noir fondu

Préparation

Ajoutez les dates, les noix de pécan, les amandes moulues et le sirop d'érable dans un mélangeur ou un robot ménager. Mixez jusqu'à ce que les ingrédients forment une pâte.

Façonnez le mélange en boules de taille uniforme et placez-les sur des bâtonnets de sucette.

Trempez les sucettes dans le chocolat fondu et laissez-les prendre au réfrigérateur pendant au moins 30 minutes.

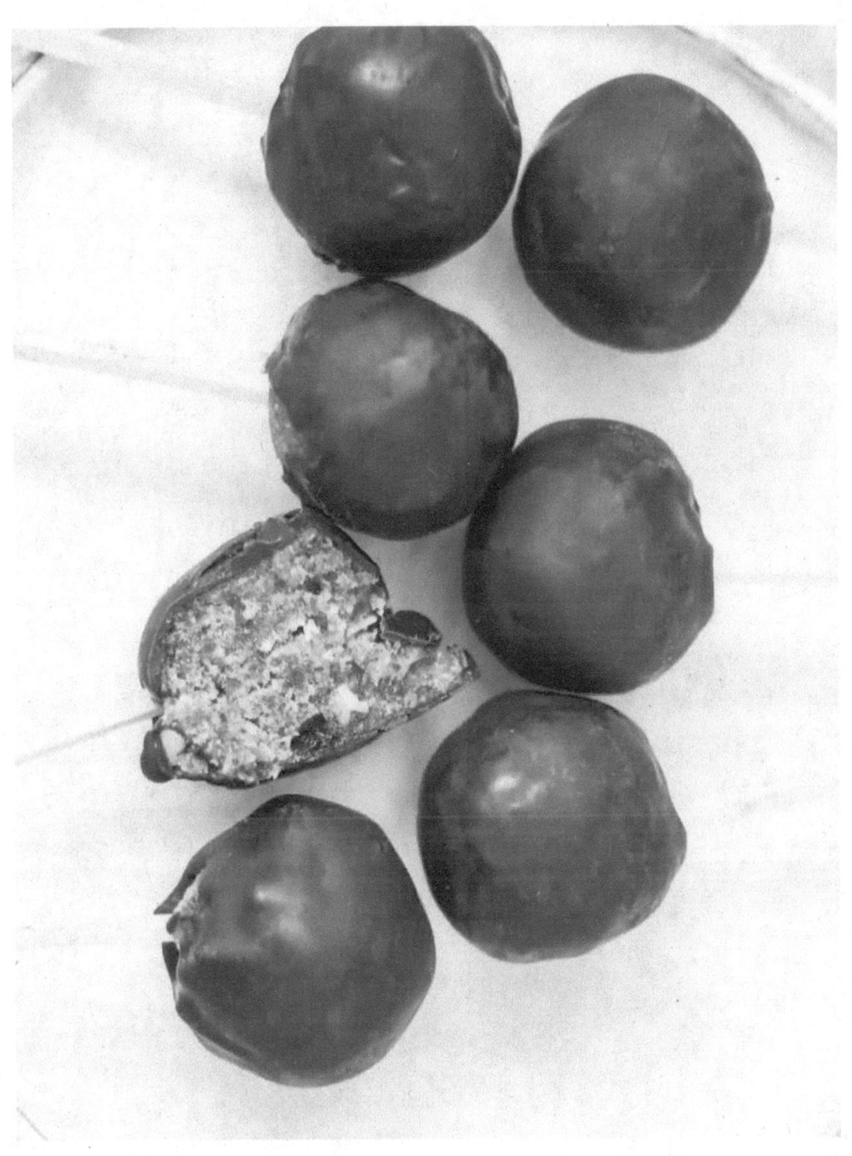

Conclusion

Merci d'être parvenu à la fin de ce livre de cuisine. Espérons qu'il a été instructif et qu'il a pu vous fournir tous les outils nécessaires pour atteindre vos objectifs, quels qu'ils soient.

La prochaine étape est de vous lancer dans votre voyage végétalien. Vous ne souhaitez peut-être pas vous lancer tout de suite, mais même un petit pas dans ce monde vous aidera à vous sentir mieux, et bientôt, vous découvrirez quelques-uns des bienfaits remarquables du végétalisme dont nous avons parlé dans ce livre.

Alors, sortez ce bloc de papier. Parcourez ce livre. Faites une liste d'épicerie. Consacrez-vous à une seule journée végétalienne par semaine. Puis transformez-la en deux. Puis trois. Et ainsi de suite. Vous vous sentirez absolument génial, et avant même de vous en rendre compte, vous aurez un mode de vie entièrement végétalien. Vous l'aimerez, avec tellement d'énergie que vous pourrez à peine tout brûler. Vous vous réveillerez en ayant l'impression d'être au sommet du monde chaque jour.

N'oubliez pas de vous ménager, et si vous faites une erreur les premiers jours, c'est tout à fait compréhensible. Je crois en vous. Vous avez tout compris. Les dérapages et les erreurs sont normaux lorsque vous essayez quelque chose de nouveau, alors allez-y doucement.

Conversion des unités de mesure

Conversion de mesure liquide - tasse en millilitre	
1/8 cuilliere à thé =	0.5 ml
1/4 cuilliere à thé =	1.25 ml
1/2 cuilliere à thé =	2.5 ml
1 cuilliere à thé =	5 ml
1 1/2 cuilliere à thé =	7.5 ml
1/4 cuilliere à thé =	4 ml
1/2 cuilliere à thé =	7.5 ml
1 cuilliere à thé =	15 ml
1/8 tasse =	30 ml
1/4 tasse =	60 ml
1/3 tasse =	80 ml
3/8 tasse =	90 ml
1/2 tasse =	125 ml
5/8 tasse =	150 ml
2/3 tasse =	160 ml
3/4 tasse =	180 ml
7/8 tasse =	210 ml
1 tasse =	250 ml
1 1/4 tasse =	300 ml
1 1/2 tasse =	375 ml
1 3/4 tasse =	475 ml
2 tasse =	500 ml
3 tasses =	750 ml
4 tasse =	1000 ml = 1 litre
8 tasse =	2000 ml = 2 litre

Conversion souvent utilisée pour les recettes (Solide)

30 ml de beurre =	1/8 tasse
60 ml de beurre =	1/4 tasse
120 ml de beurre =	1/2 tasse
100 grammes de beurre =	1/4 tasse
200 grammes de beurre =	1/2 tasse
300 grammes de beurre =	3/4 tasse
62 ml de sucre =	1/4 tasse
125 ml de sucre =	1/2 tasse
250 ml de sucre =	1 tasse
40 grammes de sucre =	50 ml
60 grammes de sucre =	75 ml
80 grammes de sucre =	100 ml
250 ml de cassonade =	1 tasses
500 ml de cassonade =	2 tasses
5 ml de poudre a pate =	1 cuillere a the
1/4 tasse de margarine =	50 grammes
1/2 tasse de margarine =	100 grammes
3/4 tasse de margarine =	150 grammes
1 tasse de margarine =	200 grammes
1 cuillère a soupe de beurre =	15 grammes
1/2 tasse de beurre =	100 grammes
1 tasse de beurre =	200 grammes
1/2 tasse de farine =	58 grammes
1 tasse de farine =	115 grammes
2 tasse de farine =	230 grammes
1/2 tasse de sucre a glacer =	75 grammes
1 tasse de sucre a glacer =	150 grammes
1 1/3 tasse de flocon d'avoine =	100 grammes